CE QUE C'EST QUE LA LOI,

LA JUSTICE ADMINISTRATIVE,

CERTAINS MINISTRES ET CONSEILLERS D'ÉTAT

AU TEMPS OU NOUS VIVONS.

CHOSES CLAIREMENT EXPLIQUÉES ET PROUVÉES

PAR L'UNE DES TRENTE-TROIS MILLIONIÈMES, MOINS QUELQUES
FRACTIONS, DES PARTIES LÉSÉES.

> Pour qu'un État subsiste long-temps,
> il est nécessaire de le rappeler souvent
> au principe de son institution.
>
> (MACHIAVEL.)

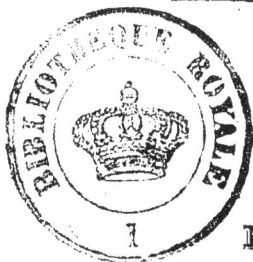

PARIS.

IMPRIMERIE GREGOIRE,

Rue du Croissant, 16.

1836.

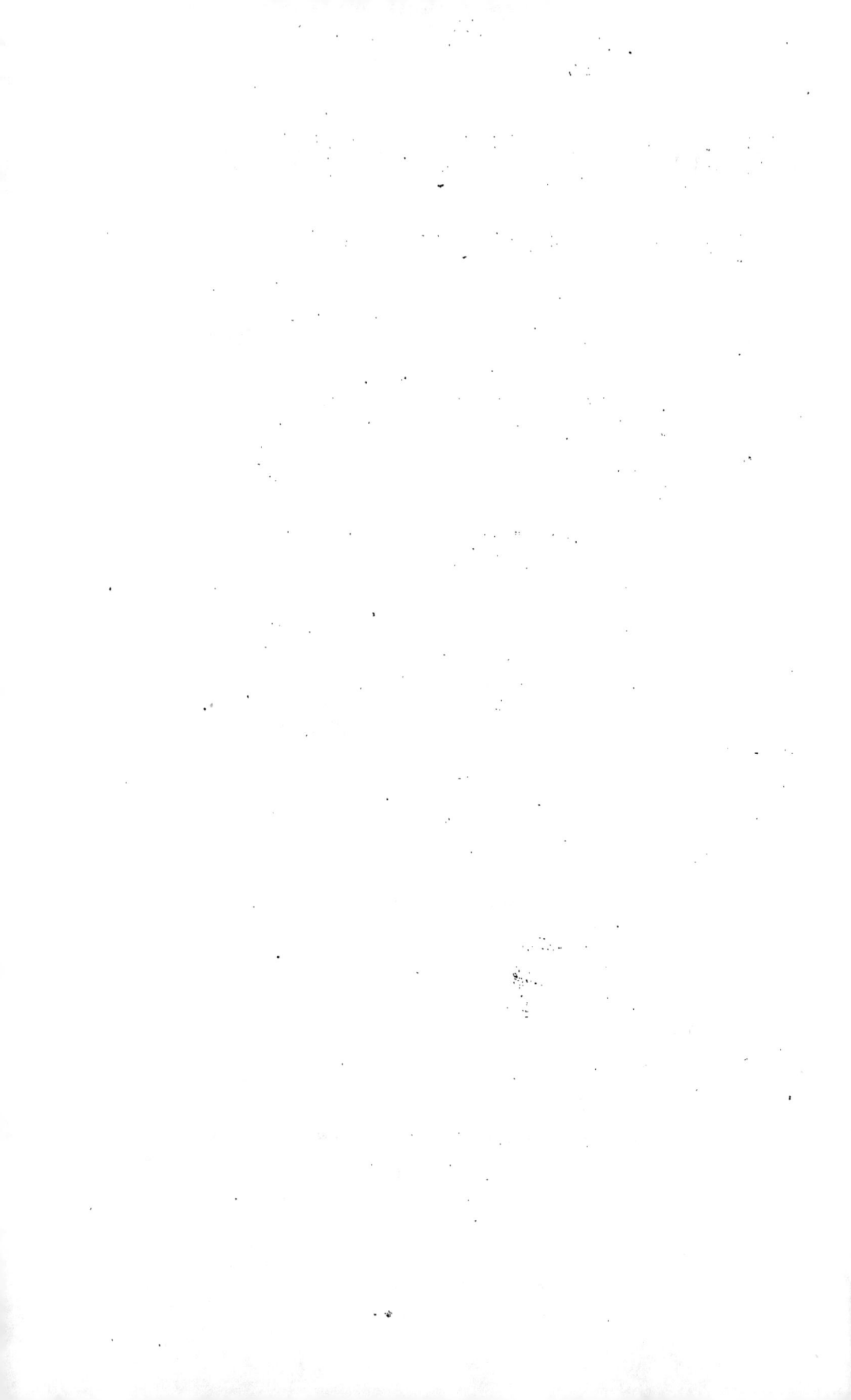

CE QUE C'EST QUE LA LOI,

LA JUSTICE ADMINISTRATIVE,

CERTAINS MINISTRES ET CONSEILLERS D'ÉTAT

AU TEMPS OU NOUS VIVONS.

CHOSES CLAIREMENT EXPLIQUÉES ET PROUVÉES,

PAR L'UNE DES TRENTE-TROIS MILLIONIÈMES, MOINS QUELQUES
FRACTIONS, DES PARTIES LÉSÉES.

PAUVRE ROI! PAUVRE FRANCE! disait avec raison, il y a
quelques années, peu de temps avant notre dernière révolu-
tion, un Français qui, certes, n'était pas un de ceux qui dési-
raient la chute du monarque alors régnant, puisqu'au contraire
c'était pour tâcher de l'éclairer dans la fausse route que ses
ministres et ses mauvais conseillers lui faisaient prendre contre
le vœu de la nation, des lois, de la justice, etc., qu'au risque
de lui déplaire, il s'était dévoué pour essayer de lui faire comprendre ce qui devait l'intéresser le plus.

Mais comme trop souvent les courtisans, les ministres et
les autres personnages qui entourent les trônes ne sont pas
gens à calculer, à réfléchir sur les dangers auxquels leur orgueil, leur amour-propre et leurs intérêts privés exposent les
souverains, *surtout dans les Etats régis par des constitutions
écrites*, il en résulta qu'en France, à l'époque susdite, des
mauvais conseillers et un parquet assez mal avisé firent inconséquemment traduire devant les tribunaux l'illustre pu-
bliciste auteur des deux exclamations sus rapportées. *On peut*

se souvenir de ce qui s'en suivit, ce qui accrédita de plus en plus
la manière de voir d'un véritable grand homme qui fut jadis
ministre d'un roi très absolu, et qui disait :

« Si les princes veulent trouver des amis dévoués et fidèles,
» il faut qu'ils les cherchent parmi ceux qui les aiment assez
» pour leur dire la vérité, au risque de leur déplaire ou d'en-
» courir leur disgrace.

» Un homme sincère peut contribuer au bonheur de l'em-
» pire ; mais un flatteur en prépare la ruine.

» Tous les souverains qui ont des prétentions à être cités
» comme dignes de l'être, devraient avoir le courage d'imiter
» cet empereur chinois qui ordonna qu'on l'avertit exactement,
» non seulement des défauts de ses ministres, mais encore des
» siens propres, s'il en contractait sans s'en apercevoir.

» Le défaut le plus essentiel d'un gouvernement quelconque,
» est de perdre de vue que si le peuple est justement mécon-
» tent, il ne peut se maintenir.

» Le bien public, la justice et l'honneur doivent toujours
» servir de base aux actes d'un bon gouvernement, qui doit en
» retirer un très grand avantage ; mais s'il en était autrement,
» il ne pourrait y avoir, ni pour lui ni pour les gouvernés, rien
» de stable ou durable.

» Il est parfois des hommes assez dépourvus de sens et de
« raison pour se croire au-dessus de leurs semblables, seule-
» ment parce que leurs ancêtres leur ont laissé un nom, que
» souvent ils traînent ou déshonorent.

» Ces mêmes hommes, qui se font nommer grands, seule-
» ment en raison des titres et qualités que le hasard leur a
» procurés, ressemblent assez à ces monticules qu'on prend
» pour de hautes montagnes quand on les voit de loin, au so-
» leil couchant. Approchez-les..... bientôt l'illusion cesse.......
» on n'aperçoit alors que leur petitesse et leur difformité. »

SALIC.

Ces pensées, qui ont été développées de cent mille manières
par les législateurs, moralistes et publicistes qui se sont occu-
pés d'expliquer ce que l'on doit entendre par ce qu'on appelle
droit public des peuples réunis en corps de nations, n'ont jamais
été contestées par personne, si ce n'est, en secret, par des
hommes sans foi, sans mérite réel, plus ou moins partisans du
grand obscurantisme et des abus qui en dérivent ; petits hommes à grandes prétentions, qui ne peuvent supporter les re-
flets d'un miroir de vérité ni les regards des gens de bien, surtout de ces vrais francs qui honorent l'État et qui lui sont

exactement utiles en servant dignement leur patrie et leur roi.

Donc, il serait impossible d'admettre que ce puisse être au temps où nous vivons, surtout sous le règne essentiellement paternel, éclairé et intègre d'un auguste monarque, tout constitutionnel, qui met au premier rang de ses obligations contractées et jurées celle de faire exactement exécuter les lois de l'Etat, administrer la justice comme elle doit s'entendre, et sévir, au besoin, contre les infracteurs, de quelque rang qu'ils soient, que certains prétendus hommes d'Etat puissent, à volonté, selon leur bon plaisir, comme en des temps déjà très éloignés, méconnaître ouvertement ce qu'il y a de plus sacré dans l'ordre social de tous les peuples policés : les lois écrites et la justice distributive.

Tous les législateurs et publicistes, tant anciens que modernes, se sont toujours accordés à dire que là où il n'y a pas de justice exactement rendue à qui de droit, il ne peut exister aucune espèce de gouvernement, aucun lien social, aucun ordre public stable ou durable.

En effet, n'a-t-on pas toujours vu, et ne voit-on pas encore tous les jours, que c'est positivement dans les pays où les gouvernans négligent d'observer ou de faire observer exactement cette première et principale base de leur institution, que les commotions politiques ou les révolutions sont les plus fréquentes et les plus pernicieuses pour eux et pour les gouvernés, c'est-à-dire pour l'Etat social?

En Autriche, en Prusse et en certains autres Etats de la vieille Germanie, où les gouvernemens ne reposent point sur des principes ou des bases semblables aux nôtres, c'est-à-dire sur ceux dont on nous parle avec emphase, selon les circonstances, pour mieux nous endormir, nous abuser ou nous porter à l'exaspération, ces peuples, tout non émancipés qu'ils soient sous les rapports des droits résultans d'une prétendue souveraineté fantasmagorique, d'une liberté soi-disant très étendue, d'une égalité, d'une fraternité à peu près semblables à celle des moutons en présence des loups, d'un ordre public assez bien concordant, et, enfin, de divers autres mots dont la France a été saturée depuis un demi-siècle : ces peuples, dis-je, n'ont pourtant jamais sérieusement songé à s'insurger contre leurs gouvernans, quoique nous leur en ayions maintes fois procuré l'occasion, soit par notre présence au milieu d'eux, soit par notre exemple et la propagation de nos doctrines, soit de différentes autres manières inutiles à rappeler ici.

Pourquoi donc ces peuples, qu'on dit être courbés sous le

joug du plus dur esclavage, sont-ils toujours restés fidèles et attachés à leurs souverains, tels absolus et despotes qu'ils soient ou puissent être ? C'est évidemment parce que chez eux l'administration de la justice distributive, de l'immuable et exacte justice, qui est due à chacun, de quelque rang qu'il soit, ne sont point de vains mots, des mots vides de sens, comme le sont ailleurs ceux que nous venons de citer pour mémoire; c'est, dis-je, parce que chez eux chacun a réellement le droit et le pouvoir de l'invoquer, et même la certitude de parvenir à l'obtenir, sans frais trop disproportionnés avec sa position pécuniaire, relative ou accidentelle, et sans de trop longs ajournemens de la part des magistrats qui sont spécialement chargés de prononcer conformément aux lois, aux règles établies, à l'équité et à la saine raison ; car, s'il en était autrement, les portes des ministres, et même celles des souverains de ces Etats, restent toujours ouvertes aux réclamans, qui peuvent les franchir facilement, lorsqu'ils sont bien certains d'avoir raison et d'être bien fondés dans l'objet de leurs réclamations, après, toutefois, avoir exactement observé et épuisé tous les degrés de juridiction établis, et lorsqu'ils ont en main les preuves matérielles incontestables qu'ils ont éprouvé un déni de justice ou tout autre fait évidemment répréhensible; puisque, dans d'autres cas, il y aurait abus s'il pouvait être permis à tout le monde d'aller en appeler au pouvoir souverain sur des choses ordinaires, peu rationnelles ou douteuses, ce qui fait que, toujours en ces occasions, il faut que le plaignant ou celui qui a donné lieu à la plainte subisse une peine ou correction plus ou moins étendue, selon qu'en définitive il y a lieu de l'ordonner.

Voilà comme on entend la justice dans les États susdits, et même dans beaucoup d'autres qui s'étendent au levant, où l'absolutisme et le despotisme des souverains existe au dernier degré.

Reste donc à savoir si en France, pays régi par des constitutions et des lois émanées d'elle-même, et où tous les pouvoirs ne sont que représentatifs d'une souveraineté réputée nationale, il peut se trouver des hommes d'un rang tellement élevé qui puissent ouvertement se mettre au-dessus de ces lois; des fonctionnaires publics ou agens, grandement rétribués pour régulariser l'action de la justice administrative, qui puissent, avec impunité, à l'abri de quelques broderies et décorations dont ils sont surchargés, s'oublier à tel point que d'oser se permettre, non seulement de dénier la justice à ceux qui ont réellement droit de la réclamer, et même de l'exiger de leur part, mais encore de s'appuyer en cela sur *des faux, des faux matériels,* par eux commis pour dénaturer l'espéce de leurs actes, en changer la valeur, et pour pouvoir ensuite *se servir de ces faux, sachant très bien qu'ils sont tels*, afin d'invoquer, sans autre fondement, des fins de non-recevoir qui, d'ailleurs, ne sont pas applicables aux questions à résoudre?

Pour établir et démontrer comme il convient, c'est-à-dire d'une manière aussi claire que positive, ce qui peut avoir trait à la solution de questions aussi importantes que le sont celles qui se présentent, il faut nécessairement entrer dans des détails qui, peut-être, pourront du premier abord paraître trop longs ou diffus à certains lecteurs dont les occupations ordinaires sont plus ou moins multipliées ; mais qui, pour peu qu'il s'en trouve qui puissent et qui veuillent sacrifier quelques instans pour parcourir le présent exposé et faire attention qu'il n'a pas été fait dans un intérêt purement personnel, sont susceptibles de quelque considération, ce qui fait que nous nous croyons fondé à pouvoir présumer qu'on daignera être indulgent, tant pour excuser notre prolixité, s'il existe des détails superflus, que notre mauvaise diction, comme ancien militaire non habitué d'écrire dans un style pour ainsi dire étranger à cette profession.

D'abord, et attendu que c'est sur le refus du bureau des pensions, dépendant du ministère de la guerre, d'admettre et de compter la durée de nos services, comme le prescrit la loi du 11 avril 1831, que notre pourvoi du 19 octobre 1833 a eu lieu devant le conseil d'État, en son comité dit de justice administrative, et que c'est sur *les erreurs évidentes, le déni de justice, appuyé sur un faux matériel*, commis par ce dit comité, que roule toute la discussion, en ce qui touche l'objet de notre juste réclamation, il convient, selon nous, que nous disions quelques mots sur notre personnel particulier, la durée de nos services, etc., afin de mettre le lecteur à portée de pouvoir plus facilement par lui-même juger de quel côté se trouve la raison et le droit.

PRÉCIS DES SERVICES DUMENT CONSTATÉS.

né à Bordeaux (Gironde), le 1er avril 1770.
Entré au service militaire . . . . le 30 janvier 1788.
Retraité une 1re fois, comme officier de
  cavalerie . . . . le 29 prairial an III, 1795.
Commissaire du gouvernement près une
  administration municipale dans le département de la Seine . . . . . . le 8 thermid. an IV, 1796.

A cessé de remplir ces fonctions par le
fait de la réorganisation de la partie administrative . . . . le 30 floréal an an VIII, 1800.
Rentré au service militaire en vertu de
l'art. 27 de la loi du 28 fructidor an VII, le 13 novemb. 1806.

(Il n'a jamais éprouvé aucun de ces désagrémens, quelques
fois non mérités, qu'on nomme destitutions, révocations ou ré-
formes partielles ou individuelles , s'étant toujours appliqué à
remplir exactement tous ses devoirs, ce qui se trouve honora-
blement constaté, sans lacunes, par pièces authentiques qui font
partie de son dossier au ministère de la guerre.)

La loi du 11 avril 1831, sur les pensions de l'armée de terre,
ayant été rendue sur une large échelle, l'exposant, qui comptait
alors quarante-trois ans de service et onze campagnes, conformément aux dispositions de cette loi , eut l'honneur d'adresser
au ministre de la guerre, le jour même de sa publication, sa
demande tendant à obtenir la pension de retraite à laquelle il
avait droit de prétendre en vertu de la loi précitée ; et pour tâcher d'obvier aux lenteurs et aux erreurs dont il avait déjà été
l'objet de la part d'une ancienne bureaucratie qu'il avait eu
occasion de rappeler à ses devoirs, à des époques antérieures,
il eut soin de joindre à sa demande l'état détaillé de ses services
et campagnes, lequel était bien et dûment certifié par l'autorité
compétente à ces fins, d'après l'exhibition des pièces authentiques produites et qui en faisaient foi, choses qui, d'ailleurs, pouvaient être facilement vérifiées par la compulsion des registres
matricules existans dans les bureaux du ministère.

Mais, par l'une des conséquences, parfois trop déplorables,
de l'ascendant routinier que les anciens employés se plaisent à
exercer sur l'esprit de leurs chefs, et ceux-ci sur celui des ministres, pour favoriser ou pour nuire, selon leur bon plaisir, ce
ne fut qu'après deux ans d'attente, après avoir infructueusement
adressé au ministre d'alors un grand nombre de lettres ayant
pour objet de mettre un terme au mauvais vouloir de la bureaucratie dont est mention plus haut, que le demandeur parvint
enfin à obtenir une liquidation sciemment mal établie, à son préjudice, puisqu'elle ne lui supputait qu'environ trente-quatre ans
de service et neuf campagnes, au lieu de ce qui se trouve ci-dessus énoncé.

Ne pouvant accepter la conséquence d'une liquidation aussi
vicieuse et aussi préjudiciable, *portant la date du 23 janvier*
1833, mise à exécution le 16 avril suivant, il se borna d'abord à

adresser au ministre de la guerre, le 24 juin, même année, une
réclamation bien motivée sur les erreurs volontaires ou omis-
sions calculées que comportait cette liquidation ; mais comme,
d'après le très mauvais système qu'on suit, de toujours renvoyer
à ceux dont on se plaint l'examen des réclamations auxquelles
leur incurie ou leur partialité peuvent donner lieu, *et de s'en
rapporter aveuglément à tout ce qui leur plaît de répondre sur ces
réclamations* (ce qui fait que, contre tout principe de droit et
de simple raison, ils restent constamment *juges et parties* dans
leur propre cause), il en résulta que, par une réponse ministérielle, en date du 20 juillet 1833, adressée à M. le lieutenant-gé-
néral commandant la 1ʳᵉ division militaire, cet honorable général
fut chargé de transmettre, *mais seulement et verbalement,* au réclamant le refus de faire droit à sa réclamation.

Cependant, comme, d'après quelques explications, ce général
eut occasion d'apprécier la véritable valeur de ladite réponse, il
voulut bien permettre au réclamant d'en prendre copie, dont
celui-ci se servit ensuite pour établir un mémoire en réplique
qu'il eut l'honneur d'adresser à M. le général Horace Sébastiani,
exerçant l'intérim de la guerre, le 14 août suivant, en lui rap-
pelant son discours à la chambre des députés, séance du 5 juin
1826, sur les éternels abus résultant de l'omnipotence bureaucratique et des insurmontables coteries qui font que les ministres eux-mêmes restent en proie à ces coalitions.

Voici un extrait littéral de ce discours :

« Voulez-vous savoir, Messieurs, quelle est la principale
» cause de ces éternels abus que nous avons à signaler et à com-
» battre sans cesse sous tous les ministères? c'est qu'à côté du
» ministre s'élève constamment une puissance qui le domine,
» c'est celle des bureaux ! oui, Messieurs, des bureaux ! qui sont
» immuables, tandis que les ministres se succèdent les uns aux
» autres en peu de temps.

» Il ne suffit pas pour un ministre d'avoir de l'habileté et de
» bonnes intentions ! il lui faudrait plus que cela. En arrivant
» au pouvoir, il développe de grands principes d'économie po-
» litique, il se dispose à introduire d'importantes améliorations ;
» mais bientôt il échoue devant la résistance indirecte et les ha-
» bitudes bureaucratiques. Ses projets et ses ordres meurent
» dans les cartons de ses commis, et peu de jours après son ar-
» rivée il est invariablement asservi et conduit par ses bureaux. »

Déjà en 1821, séance du 10 juillet, M. Casimir Perrier avait
de son côté mis le doigt sur la plaie, en s'exprimant ainsi :

« Tous les employés d'un ministère forment un corps et se

» soutiennent si bien que les chefs sont les premiers esclaves de
» cette coalition, contre laquelle les ministres ne peuvent lutter,
» étant, pour ainsi dire, obligés de signer de confiance tout ce
» qu'on leur présente. »

Ne pouvant parvenir à obtenir aucune espèce de réponse
sur le contenu dudit mémoire en réplique, et présumant avec
raison que M. Dalmont, alors chef du bureau des pensions,
avait probablement en vue de laisser écouler les trois mois fixés
par la loi pour se pourvoir au conseil d'État, afin de pouvoir ensuite aisément se borner à invoquer la prescription, le réclamant se trouva dans le cas de faire le sacrifice du coût très élevé
d'un pourvoi régulier, qui fut effectué par le ministère d'un avocat aux conseils du roi, *le 19 octobre* 1833, c'est-à-dire la veille
du jour où il eût encouru la déchéance, si son pourvoi n'eût pas
été alors légalement notifié, enregistré, etc.

L'instruction de cette affaire ayant été déférée à M. Prosper
Hochet, jeune auditeur, dont le premier mérite est d'être fils de
son père, maître des requêtes, secrétaire-général du conseil, il
en est résulté qu'à la suite d'une infinité de petites intrigues,
déviations et déceptions auxquelles la bureaucratie ministérielle
de la guerre n'a point été étrangère (mais dont le détail serait
beaucoup trop long, et d'ailleurs inutile à reproduire ici), ce n'a
été que *le 14 mars* 1835, qu'à force de démarches et d'instances
de la part du demandeur, son affaire a enfin été appelée à l'audience publique du conseil d'État, comité dit de justice administrative, malgré qu'il soit d'usage qu'en matière de pourvois
sur liquidation de pensions, ces sortes d'affaires soient ordinairement instruites, rapportées, discutées et jugées dans le plus
bref délai.

Or, comme il s'agissait de trouver un moyen pour dénaturer les faits, en éluder l'examen et fausser l'action de la justice, M. Dalmont, qui n'est pas homme à se piquer d'exactitude
dans l'exercice de ses devoirs, avait d'abord fait attendre *dix*
mois la réponse à faire à la communication du pourvoi, réponse d'obligation qui, ordinairement, n'exige qu'un délai de
quinze à vingt jours; réponse qui, d'ailleurs, n'était définitivement échafaudée que sur des citations inexactes, des prétentions mal fondées et des argumens sophistiques évidemment
absurdes; et que, de son côté, M. Prosper Hochet avait eu besoin de *sept mois en sus*, pour procéder à l'examen de cette
pièce et du mémoire en réplique auquel elle avait donné lieu,
il en résulta que ce ne fut qu'au bout de *dix-sept mois* d'attente
et de démarches de toute espèce que le réclamant put enfin

parvenir à faire appeler son affaire, en audience publique, devant l'autorité qui devait en connaître. Mais, quelle fut sa surprise, lorsque s'étant trouvé présent à *l'audience du 14 mars 1835*, il eut occasion de remarquer :

1° L'extrême partialité ou l'incurie de M. le rapporteur, qui, après avoir balbutié quelques mots sur le contenu de la requête en pourvoi, *tout en laissant de côté les principales citations et ne faisant point mention des pièces produites à l'appui*, s'appesantit spécialement sur ce que contenait la lettre ministérielle du 25 août 1834, en réponse à la communication du pourvoi; et ce, sans dire un seul mot sur le contenu du mémoire en réplique qui avait été remis en ses mains le 30 septembre suivant, et qu'il avait jugé convenable de ne pas joindre au dossier, non plus que deux autres qui lui avaient été précédemment fournis, en date des 25 novembre 1833 et 11 avril 1834, lesquels pourtant formaient *pièces importantes et décisives dans la cause à juger*.

2° L'inconcevable erreur commise par M. A. Gatine, son avocat, qui, ayant en ses mains toutes les pièces au moyen desquelles il pouvait très facilement rétorquer et combattre les fausses citations et les mauvais argumens du bureau des pensions, comme aussi faire toucher au doigt la partialité de M. le rapporteur, en un mot rétablir les faits sous leur véritable point de vue, *ne plaida point la cause* dont il s'était chargé, parce que, dit-il ensuite, il avait eu connaissance, peu d'instans avant l'audience, de l'opinion émise par le comité de la guerre, et, qu'en ces sortes de cas, l'expérience lui avait appris qu'il était inutile de perdre son temps à vouloir la combattre, ces sortes d'opinions ou d'avis étant toujours réputés péremptoires. *De sorte qu'en définitive, il y eut défaut de la part de M. l'avocat.*

3° Quant à M. Boulay (de la Meurthe), maître des requêtes, chargé d'exercer les fonctions du ministère public dans cette affaire, et qui prit la parole immédiatement après M. le rapporteur, *par le fait du défaut dont vient d'être mention* (chose essentielle à se rappeler, puisque c'est là dessus que roule maintenant toute la discussion de l'affaire par trop extraordinaire dont il s'agit en ce moment), et qui, malgré la mauvaise tournure donnée au rapport qu'il venait d'entendre et la soustraction des mémoires et pièces décisives qui auraient dû se trouver au dossier, convint *très positivement* devant le conseil que, selon lui, le requérant était très bien fondé dans le premier et dans la moitié du second point de sa réclamation, ajoutant qu'il ne pouvait comprendre comment il avait pu se faire que les liquidateurs de sa pension aient persisté à se refuser d'ad-

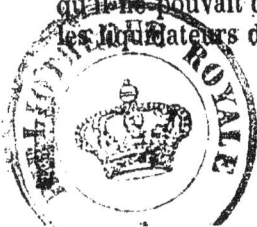

mettre le temps de service dont il s'agissait en ces points de demande ; mais se jetant ensuite dans des dissertations entièrement étrangères aux questions à résoudre, et prétendant que si l'on comptait au réclamant la durée des services qui faisait l'objet de sa réclamation, cela ferait remonter l'époque de l'accomplissement des 30 années prescrites par la loi, pour avoir droit à la retraite, à un temps tellement éloigné qu'alors on n'aurait pu lui compter les douze années de grade qui donnent droit au cinquième en sus (*le réclamant en comptait dix-sept à l'époque de sa mise en retraite, en* 1833; au reste, les art. 11, 35 et 37 de la loi du 11 avril 1831 répondent suffisamment à cette assertion mal fondée, totalement étrangère à la question, mais tirée de la lettre ministérielle du 25 août 1834); et partant de là, M. Boulay prétendit que, *dans l'intérêt du demandeur, il concluait au rejet du pourvoi,* ce qui, comme on le voit, n'était rien moins que conséquent, puisque, dans aucun cas, d'après tous les principes reçus, il ne peut être permis à personne, surtout aux fonctionnaires publics, de déroger aux lois, pour favoriser qui que ce soit au détriment du trésor de l'État, en supposant qu'on croie qu'en appliquant la loi en certaines parties, toutes rationnelles, cela ferait perdre, d'autre part, aux réclamans des avantages auxquels ils n'auraient point réellement droit de prétendre, *ce qui n'est point, au cas dont il s'agit,* et ce qui, d'ailleurs, était une question totalement étrangère à celle qu'il s'agissait d'examiner et de résoudre.

Péniblement affecté de voir ce qui venait de se passer sous ses yeux à l'audience susdite, le réclamant s'empressa d'adresser à M. Girod (de l'Ain), vice-président du conseil, dès *le lendemain de cette audience,* un mémoire bien circonstancié, tendant à le prémunir contre toute surprise produite par les erreurs, déviations et déceptions dont vient d'être fait mention ; et de son côté, M. A. Galine, avocat, *mieux informé sur l'affaire en instance,* lui écrivit aussi pour lui demander d'être entendu à l'une des plus prochaines audiences, *dans l'intérêt de la loi, de son client* et *de la vérité;* mais M. le président, qui du premier abord avait jugé convenable de faire surseoir au délibéré du conseil, jusqu'à plus ample informé, comme ayant été à même d'apprécier l'importance des faits relatés dans le mémoire susdit, n'en finit pas moins par passer outre aux demandes motivées qui lui avaient été faites, *notamment en ce qui avait pour objet l'audition de M. l'avocat,* en ses moyens de défense ou de développement des fins du pourvoi ; et par ses lettres ou réponses, *en date du* 31 *mars* 1835, il informa celui-ci qu'il ne devait point continuer d'espérer être entendu dans l'affaire dont il s'agissait dans sa demande, puisque le conseil avait délibéré, et que l'ordonnance venait d'être rendue; et l'autre (le réclamant) que le conseil avait délibéré sur sa réclamation, et que le roi avait rendu une ordonnance dont il pourrait prendre connaissance, le jeudi suivant, au secrétariat-général. (*Ces deux lettres, et plusieurs autres, dont on peut justifier au besoin, prouvent d'une manière positive, incontestable, que cette décision ne pouvait, en aucun cas, être considérée comme contradictoire, mais bien et seulement comme rendue par défaut.*)

Voyons maintenant ce que contient cette décision ou ordonnance :

« En ce qui touche le premier chef de réclamation du sieur » Laloubie-Cazade, tendant à ce que le temps pendant lequel il » a servi dans la garde nationale parisienne, soldée, lui soit » compté double, pour sa durée, conformément à l'art. 5 du » titre 7 de la loi du 28 août 1791.

» Considérant qu'aux termes de cet article, étaient comptées » double les années de service dans la garde nationale parisienne » soldée, depuis la formation de 1789 jusqu'à celle de 1791. » (Elle n'a été effectuée qu'en 1792.)

« Considérant que *la loi du 28 août* 1791 *est une loi spéciale* » *de récompense nationale, qui ne pouvait être abrogée que par* » *une disposition expresse de la loi du 28 fructidor an* VII; *et qu'elle* » *n'a pas été comprise dans l'abrogation générale prononcée par* » *l'art.* 65 *de la dite loi;* qu'ainsi le sieur Laloubie-Cazade avait » droit de compter double le temps par lui passé dans la garde » nationale parisienne soldée, depuis son entrée dans la dite » garde jusqu'à la nouvelle formation de 1791 [1]. » (Elle n'a eu lieu qu'en 1792.)

» Sur le deuxième chef, tendant à ce qu'il soit tenu compte » du temps de réforme ou retraite, de 1795 à 1806. » (On aurait pu et dû dire : Déduction faite des quatre années durant lesquelles il a été commissaire des gouvernemens directorial et

---

[1] Ces deux considérans sont parfaitement bien établis, et, au besoin, ils *pourraient suffire pour faire ressortir les contradictions ou contrastes frappans que présentent les suivans, littéralement extraits de la réponse ministérielle relative à la communication de la requête en pourvoi,* réponse qui, comme on l'a déjà dit, ne contenait que des assertions controuvées, des argumens sophistiques, etc., ainsi qu'on l'avait démontré, d'une manière incontestable, dans le mémoire en réplique remis à M. le rapporteur, et dont celui-ci n'avait pas dit un seul mot dans son rapport, ayant d'ailleurs, *et pour cause,* pris sur lui de le soustraire du dossier.

consulaire près des deux administrations dans le département de la Seine, *temps qui lui avait déjà été compté ainsi qu'il l'avait dit dans son pourvoi et répété dans ses mémoires.*)

« Considérant que les dispositions invoquées de l'art 27 de la » loi du 28 fructidor an VII [1], ont été modifiées par la législa- » tion subséquente [2] ; que, d'une part, d'après l'ordonnance » du 27 août 1814, sur les pensions, un temps quelconque de » retraite ne pouvait être admis dans la liquidation de la pen- » sion du réclamant [3] ; que, d'autre part, l'article invoqué de » l'ordonnance du 27 août 1814 (art. 7.) a été modifié par » l'ordonnance du 5 février 1823, qui ne compte le temps » passé en traitement de réforme que pour l'admission à la » pension de retraite par ancienneté [4], et *qu'en supposant* que

---

[1] Voici la teneur de cet article, *non abrogé, quoi qu'on en dise, par aucune législation subséquente,* du moins quant aux droits acquis pour le passé en vertu de ses dispositions alors en vigueur :

« ARTICLE 27.

» Tout militaire qui, après avoir obtenu sa solde de retraite, se trouve- » rait, par l'effet des secours de la nature ou de l'art, en état de reprendre » du service, y demeure autorisé ; et le temps qu'il aura passé dans la jouis- » sance de la solde de retraite *lui sera compté effectif, comme s'il n'y eût eu » aucune interruption dans son service.* »

[2] Où est-elle cette législation ? Pourquoi ne l'a-t-on pas citée ? Mais cela ne pouvait pas être, puisque, *en fait, cette prétendue modification de l'article* 27 *de la loi de l'an* VII *n'a point existé*, à moins qu'on ne prétende que le si- lence des lois et ordonnances sur des dispositions antérieures, de circons- tance et de pure spécialité momentanée, de récompense, de dédommage- ment ou d'indemnité, en raison de faits passés ou accomplis, puisse ou doive s'entendre comme une abrogation formelle, expresse et positive de ces dispositions, *avec effet plus que rétroactif,* ce qui serait évidemment con- traire à tout principe de droit public et *en opposition directe* au discours de M. le maréchal duc de Dalmatie, ministre de la guerre, prononcé devant la chambre des députés, le 5 février 1831, sur l'exposé des motifs du projet de loi sur les pensions de l'armée de terre, projet converti en loi à la date du 11 avril 1831.

[3] En admettant, pour un instant, qu'en raison des circonstances, Louis XVIII se soit cru assez fort pour pouvoir essayer d'abroger ou modi- fier, par le seul fait de sa volonté, une loi existante, légalement rendue, il n'aurait assurément jamais osé pousser ses prétentions jusqu'à vouloir ra- vir aux possesseurs de *droits précédemment acquis* en vertu de cette loi ce qui leur était *légitimement dû* jusqu'alors ; et pour preuve, il suffit de lire le considérant de ladite ordonnance et son art. 7, et de se souvenir qu'en au- cun cas, les lois et ordonnances ne peuvent comporter d'effet rétroactif.

[4] L'ordonnance de 1823 n'avait aucun rapport avec la question qu'il s'a- gissait d'examiner et résoudre, surtout en présence des art. 9, 11, 16, 17, 31, 33, 35 et 37 de la dernière loi du 11 avril 1831, et de l'exposé des mo- tifs y relatifs. Cette ordonnance n'étant intervenue que pour régulariser la position des officiers qui se trouvaient alors en non activité et leur ouvrir

» le réclamant eût légalement justifié d'une durée quelconque
» de temps de réforme, ses services actifs s'élevant à plus de
» trente ans, en 1829, il n'y aurait pas lieu d'ajouter cette du-
» rée à la liquidation de la pension [1]. »

des droits à la retraite, après l'accomplissement de leur trentième année de
service, y compris le temps passé en cette position, sans pour cela prétendre
leur ravir les droits acquis par une plus longue durée de service, *s'ils pouvaient en compter légalement*. Cela est si vrai que dans la liquidation dont
est appel, quel que fût le mauvais vouloir et l'extrême partialité des liquidateurs, ils n'en avaient pas moins admis environ *trente-quatre ans* de service,
non compris les campagnes, *au lieu de trente*, qui donnaient droit à la pension de retraite par ancienneté ; et que, depuis lors, ils ont encore admis
une plus longue durée, *d'après ce qui a été décidé par le conseil d'État lui-
même*, quant au premier chef de réclamation.

[1] Ceci est un peu trop fort de la part d'hommes spéciaux qui sont sensés posséder un certain degré d'instruction supérieur à celui de commis
ministériels, dont ils sont appelés à rectifier les erreurs, ou, si l'on veut,
l'arbitraire et le mauvais vouloir.

Que, pour tâcher de couvrir pour un instant, *vaille que vaille,* aux yeux du
directeur Martineau et du ministre de la guerre, le pitoyable orgueil et la
méchanceté qui les caractérisent, un sieur Dalmont, alors chef du bureau des
pensions, se soit évertué à consigner dans sa réponse les assertions mal
fondées et absurdes dont vient d'être mention, *cela peut se concevoir,* en
raison du très mauvais système ministériel qui existe, au département de
la guerre surtout, de toujours renvoyer à ceux dont on se plaint les réclamations, telles motivées et graves qu'elles soient, auxquelles ils donnent
lieu, et de s'en rapporter aveuglément, sans aucun examen, à tout ce qui
leur plaît répondre à titre de justification ; mais que des personnages aussi
haut placés que le sont ceux qui font partie d'un conseil d'État, d'un comité
de justice administrative, spécialement chargé d'examiner à fond jusqu'à
quel point les réclamations peuvent être fondées, et de préparer les décisions ou ordonnances royales qui doivent, *lorsqu'il y a réellement lieu,* faire
droit à ces réclamations, s'oublient au point de se borner à copier, sans y
faire attention, les assertions controuvées, les argumens sophistiques et les
absurdités de toute espèce que peuvent comporter de prétendues réponses
ministérielles, évidemment mal établies, pour, avec tout cela, libeller plus
commodément des prétendus considérans que les lois et la simple raison ré-
prouvent, oh ! *c'est bien là ce qui ne peut se concevoir !*

Et, en effet, que signifient ces mots : « *Qu'en supposant...,* etc., » lorsque
vous aviez sous les yeux, messieurs les examinateurs, les *preuves matérielles,
authentiques* et *irrécusables* du fait qu'il vous a plu mettre ou maintenir en
question, comme non avéré ? Que signifie la finale de ce prétendu considérant, à côté de ce qui avait *déjà été fait* au ministère de la guerre, quant à
une période de quatre ans, postérieure à 1829 ; et à ce que vous veniez de
prononcer vous-même, *avec tant de raison et de vérité,* dans le considérant
réel qui précédait celui-ci ? Si c'est ainsi que vous croyez, Messieurs, pouvoir répondre à la confiance du roi, en mériter la continuation, conserver
vos honneurs, gagner vos honoraires et vous rendre dignes de la considération de vos concitoyens, on peut, sans craindre de se méprendre, vous
dire que vous êtes fortement dans l'erreur, quelle que soit la broderie qui

Par le simple aperçu des deux considérans qu'on vient de rapporter exactement ici, dont le premier, seul, a *équitablement fondé la décision ou ordonnance du 31 mars 1835, qui rapporte et annulle celle du 23 janvier 1835*, et ordonne qu'il soit procédé à une nouvelle liquidation (*chose qui n'a point encore reçu d'exécution*), il est facile de voir et d'apprécier par soi-même jusqu'à quel point le conseil ou comité dit de justice administrative est tombé dans l'*erreur*, en ce qui touchait le deuxième chef de réclamation de l'exposant.

Quoi qu'il en soit, nous ne chercherons point à approfondir les causes qui ont pu donner lieu aux déviations et déceptions commises dans l'instruction, la présentation, les conclusions et ensuite dans le prononcé relatif à cette affaire, qui, au fond, est d'un intérêt infiniment minime, mais qui grandit à vue d'œil, par la complication des faits plus ou moins graves, anti-judicieux et nécessairement répréhensibles, qui se groupent autour d'elle, et qui, en définitive, peuvent tirer à conséquence, quant à la solution de certaines questions de la plus haute importance qu'on croit pouvoir se dispenser d'analyser ici, comme étant presque toutes relatives au développement du pacte social, au maintien de nos principales institutions, aux *droits* que chacun doit avoir à réclamer la *portion de justice* qui lui est légitimement due, et à la *certitude* qu'il doit toujours conserver *de parvenir à l'obtenir*, lorsqu'il a pour lui la loi, les bonnes intentions du roi, le droit écrit et la saine raison; car *il est de fait* que là où les organes de la loi et de la justice pourraient impunément, selon leur bon plaisir, méconnaître les règles et les obligations qui leur sont imposées, ou que, par indifférence, par incapacité, par arbitraire ou par mauvais vouloir, ces deux premiers et principaux leviers de tout ordre public établi fléchiraient dans leurs mains, *rien de stable et durable ne saurait exister*.

C'est d'après cette manière de voir que tenant beaucoup moins à ce qui doit être la conséquence de notre juste réclamation qu'à fournir à nos anciens frères d'armes un exemple *malheureusement devenu nécessaire*, quant aux moyens légaux à employer, en certains cas, pour se raidir contre l'arbitraire bureaucratique qui trop souvent les frappe, par suite d'anciennes rancunes ou d'inimitiés personnelles, qui parfois ont pris leur source dans d'anciennes discussions où ils ont eu le mal-

---

sillonne vos habits, les décorations qui couvrent vos poitrines, les monts ou les rivières qu'il vous plaît d'adapter à vos noms.

heur d'avoir raison ; que, *fort de notre bon droit*, assuré par les lois existantes et les promesses du monarque régnant, nous allons continuer à démontrer, d'une manière incontestable, que ce ne sont pas toujours ceux qui sont le mieux traités et le plus largement rétribués qui méritent de l'être.

En fait, s'il est *incontestable* que le conseil d'Etat ou le comité qui en fait partie *ait eu raison* de s'exprimer comme il l'a fait dans son premier considérant, il est évidemment *impossible* d'admettre qu'il ait eu également raison d'établir son second, comme il est dit plus haut, les deux questions à résoudre étant absolument semblables et identiques, comme reposant sur un seul et même principe de droit public (*la non rétroactivité*), sur des dispositions spéciales, transitoires de récompense nationale, *en raison de services rendus*, de dédommagement ou d'indemnité accordée par l'Etat en raison d'un *préjudice forcément éprouvé* par une cause involontaire, mais essentiellement honorable (*retraite avec pension*); en un mot, de dispositions toutes particulières, accidentelles, *mais positives*, qui consacraient des *droits définitivement acquis* du moment de leur concession et de leur acceptation aux clauses stipulées dans l'espèce de contrat synalagmatique qui se trouvait dicté par les législateurs, d'une part, et accepté par des anciens défenseurs de la patrie, très heureusement redevenus aptes à reprendre du service, à rentrer dans les rangs de leurs anciens frères d'armes, pour continuer à verser leur sang sur les nouveaux champs de bataille qui s'ouvraient devant eux ; par des Français, enfin, à qui la *loi d'alors* ouvrait une nouvelle carrière, en posant elle-même les bases ou conditions au moyen desquelles ils pouvaient et devaient compter sur l'avenir.

Donc, si à tout cela on veut bien ajouter que, comme l'art. 5 du titre 7 de la loi du 28 août 1794, *bien et dûment reconnu valable*, l'art. 27 de celle du 28 fructidor an VII *n'a jamais été abrogé*, *quant au passé*, par aucune disposition expresse (ni même sous-entendue) d'aucune loi postérieure ; mais qu'*au contraire*, l'art. 31 de celle du 11 avril 1831 *en commande très positivement l'exécution à titre de droits acquis par des dispositions antérieures ;* que, d'un autre côté, l'ordonnance de 1814 elle-même, qui n'avait été faite que pour régulariser l'exécution de la loi de l'an VII, *contient aussi un art. 7*, qui, *bien interprété*, devait, sous son véritable point de vue, être considéré comme *applicable* aux officiers qui, ayant été mis hors de l'état de retraite et placés en état de réforme, de disponibilité, d'après les dispositions des art. 27 et 38 de la loi de l'an VII, avaient repris de l'ac-

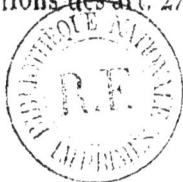

2

tivité lorsqu'ils en avaient reçu l'ordre; dès-lors, sans doute, il n'est pas difficile de *reconnaître*, par soi-même, jusqu'à quel point le conseil d'Etat, en son comité dit de justice administrative, *a erré* dans son second considérant, surtout après avoir si bien établi son premier, ce qui forme un singulier *contraste.*

La décision imparfaite, *insoutenable*, qui fut la conséquence de cette erreur marquée au sceau d'une extrême ineptie, si ce n'est autre chose, ayant été connue, M. A. Gatine, avocat aux conseils, crut devoir, dans l'intérêt de son client, établir un mémoire bien circonstancié qu'il adressa au ministre de la guerre, *le 9 mai* 1835, pour l'engager à *faire rectifier,* par son bureau des pensions, *l'erreur dont il s'agissait,* puisque c'était ce bureau qui y avait *primitivement* donné lieu, par son obstination à ne pas réparer, *en temps utile,* celles qu'il avait commises lui-même dans la première liquidation qui venait d'être *annulée,* etc., etc.

Mais comme par sa réponse, *adressée au réclamant et non à M. l'avocat, le* 3 *juin suivant*, ce bureau se retranchait uniquement, spécialement, derrière le second considérant de la décision du comité susdit, en disant qu'*il lui était impossible* d'aller au-delà de ce qu'elle avait prescrit, il fallut bien dès-lors aviser aux moyens d'arriver par une autre voie à la rectification à laquelle on était bien certain d'avoir droit de prétendre.

Et, en effet, *le* 31 *août suivant* (1835), le réclamant eut l'honneur d'adresser à M. Girod (de l'Ain) un mémoire dans lequel tous les faits qui pouvaient concourir à éclairer sa religion sur les causes et conséquences de l'erreur évidente commise par le conseil ou comité dont il était le président, étaient exactement cités, *avec preuves à l'appui,* afin de l'engager à provoquer par lui-même la rectification très humblement sollicitée, sans qu'il fût besoin d'avoir recours à un nouveau pourvoi à introduire à ces fins par le ministère d'un avocat aux conseils, pourvois qui exigent toujours des frais exorbitans, des formalités et des longueurs interminables.

Or, comme dans ce mémoire le réclamant s'était *clairement* expliqué sur les différens faits qui caractérisaient l'extrême partialité, l'incurie et le mauvais vouloir du bureau des pensions, dépendant du ministère de la guerre, *véritable auteur* ou rédacteur du prétendu considérant dont il s'agissait, il crut devoir en même temps en adresser une copie exacte au ministre, qui, *selon l'habitude,* la transmit au bureau susdit; de sorte que, par sa réponse en date du 15 septembre 1835, celui-ci se borna à en accuser la réception et à répéter qu'*il lui était impossible d'aller au-delà du dispositif de l'ordonnance du 31 mars précédent, qui ne pouvait être réformée ou modifiée que par la même autorité de laquelle elle était émanée.*

Mais comme de son côté M. Girod (de l'Ain) n'avait rien répondu ni fait répondre sur l'envoi qui lui avait été fait, le réclamant crut devoir lui écrire de nouveau , sur le même sujet , le 21 septembre et le 1ᵉʳ octobre suivant. *M. Hochet père*, maître des requêtes , secrétaire-général du conseil d'Etat , eut enfin la bonté de répondre au nom et de la part de M. le président du contentieux dudit conseil , *que, si le réclamant croyait devoir persister dans sa demande, tendant à la rectification de l'ordonnance rendue sur son pourvoi le 31 mars 1835 , il ne pouvait le faire qu'au moyen d'un nouveau recours à introduire par le ministère d'un avocat aux conseils , conformément au réglement du 22 juillet 1806.*

(Cette réponse prouve que M. le président, comme M. le secrétaire-général , entendait bien alors que ce recours eût lieu conformément à *l'art.* 29 du règlement indiqué.)

Pouvant encore espérer de parvenir à faire comprendre à M. le président que , dans l'espèce , cette rectification pouvait s'effectuer facilement par différentes autres voies que celle sus indiquée, le réclamant lui adressa dès *le lendemain* , 2 *octobre*, une nouvelle supplique qui était de nature à devoir fixer son attention sur les moyens les plus prompts et les plus rationnels à employer pour arriver, sans difficultés, à la rectification devenue nécessaire , cette supplique se trouvant terminée par une demande d'audience.

M. le président ayant eu la bonté d'accueillir cette dernière prière et d'en donner avis au demandeur par lettre du 6 octobre, qui fixait au 9 suivant l'audience sollicitée , le résultat fut que M. le président ne put s'empêcher de convenir qu'*effectivement il y avait eu erreur dans l'établissement du second considérant de la décision du* 31 *mars* , inconséquemment copié sur la lettre ministérielle en réponse à la communication de la requête en pourvoi ; *mais que , néanmoins , il était impossible de pouvoir s'occuper des moyens de rectification ou de modification demandée, qu'autant qu'il y aurait un nouveau recours régulièrement introduit auprès du comité , par le ministère d'un avocat aux conseils, puisque* **M.** *Gatine, qui avait été chargé de soutenir les fins du premier pourvoi, n'avait pas été entendu oralement à l'audience où la cause avait été appelée, rapportée et conclue.*

N'étant point complètement satisfait de cette solution , le réclamant crut devoir adresser directement au roi, *le 14 octobre*, même mois et année, une supplique bien et dûment motivée, tendant à obtenir de S. M. une invitation à son conseil d'Etat, à l'effet qu'il ait à s'occuper, *s'il y avait réellement lieu de le faire*, de l'objet énoncé dans ladite supplique, sans qu'il fût nécessaire d'en venir à l'intervention d'un avocat ; et pour pouvoir faciliter à M. le baron Fain, alors chef du cabinet du roi, le moyen d'apprécier l'importance et l'objet d'une telle démarche, le suppliant lui écrivit séparément, *de manière à fixer son attention*, le priant en outre d'avoir la bonté de faire examiner par l'un de ses subordonnés le mémoire adressé à M. Girod (de l'Ain) et à M. le maréchal marquis Maison, le 31 août précédent, *et dont une copie se trouvait jointe à sa dite supplique ;* mais, probablement trop occupé pour pouvoir faire attention à des affaires de cette espèce, M. le secrétaire-général se borna à faire adresser au suppliant, *le 16 octobre,* une de ces circulaires banales, par laquelle il lui donnait avis que sa dépêche *du 14* avait été renvoyée au ministre de la guerre.

(Avec la moindre attention ont eût facilement jugé que *ce n'était pas là où ce renvoi devait être fait.*)

Voyant qu'il n'était pas possible de continuer à espérer d'être dispensé des conséquences d'un nouveau pourvoi par ministère d'avocat, le réclamant se décida à le faire effectuer, ainsi qu'on l'exigeait, *ce qui eut lieu le 26 du même mois (octobre 1835) ;* lequel pourvoi, dûment signé de M. A. Gatine, avocat aux conseils, fut régulièrement admis et enregistré au secrétariat du conseil d'Etat, dans les formes d'usage, tout en payant les droits, bien ou mal établis, auxquels cela donne ordinairement lieu.

Cette requête, qui n'avait pour objet que d'obtenir, enfin, *par les voies indiquées*, la rectification de l'erreur évidente commise par le conseil d'Etat lui-même, en son comité dit de justice administrative, fut alors par lui *admise* sans plus de difficultés ; et, sans doute *pour éviter la récidive de ce qui était déjà arrivé*, quant à l'instruction sur le premier pourvoi et à son résultat, il jugea convenable de nommer *un autre rapporteur que le premier, et ensuite un autre maître des requêtes pour exercer les fonctions du ministère public*, choses qui, jusqu'alors, annonçaient des dispositions à revenir aux principes d'une exacte justice.

Peu de jours après, le réclamant reçut, sans s'y attendre, une lettre ministérielle *en date du* 14 *octobre* 1835, qui lui annonçait que le ministre avait pris *une connaissance personnelle* de l'exposé qu'il avait adressé au roi pour solliciter la révision de l'ordonnance du 31 mars dernier, mais que, *dans l'état où se trouvait cette affaire, il ne pouvait qu'attendre que le conseil d'Etat ait prononcé sur la rectification demandée, ainsi qu'il l'avait déjà dit dans ses deux précédentes.*

Ayant ainsi eu occasion d'aller voir M. Robillard, auditeur, nouveau rapporteur nommé dans son affaire, et d'entrer avec lui dans des explications y relatives, mais inutiles à reproduire ici, il en résulta que celui-ci convint *très positivement que la réclamation lui paraissait être bien fondée et hors de toute discussion contraire ; mais qu'il ne savait pas comment le conseil pourrait se déjuger, après avoir prononcé, ainsi qu'il l'avait fait, par une décision convertie en ordonnance royale. (Ce sont ses propres expressions.)* Sur quoi le réclamant crut devoir le prier de remarquer qu'en sa qualité de chef suprême de l'administration de l'Etat, le roi ou son conseil demeurait toujours maître de modifier ou changer ses décisions antérieures, *surtout lorsqu'il était évident qu'il y avait eu erreur de fait ou de rédaction, en matière de liquidation de pensions, ce que, d'ailleurs, il avait déjà fait envers lui réclamant (quoique incomplétement), et ce qu'il faisait encore tous les jours envers d'autres, lorsque les réclamations étaient réellement bien fondées ;* qu'au surplus, la décision ou ordonnance dont il s'agissait, *n'ayant pas été mise à exécution* par le ministre de la guerre, ni insérée au *Bulletin des Lois*, non plus que sur aucun tableau de concessions de pensions, il était très facile d'en rédiger une autre plus parfaite, comme destinée à remplacer celle qui viciait dans sa rédaction, véritablement insoutenable.

Au fait, comme M. Robillard avait déjà établi son rapport préparatoire, dont il devait donner connaissance au comité dans l'une de ses plus prochaines réunions particulières, le réclamant avait tout lieu d'en espérer un résultat aussi prompt que satisfaisant ; mais tel est parfois l'effet d'un sot orgueil, d'un amour-propre démesuré, des prétentions à l'infaillibilité, de la part de certains grands personnages habitués à la fumée de l'encens qu'on brûle trop souvent devant eux, qu'au lieu de s'amender de bonne grace sur leurs erreurs primitives, ils s'attachent presque toujours à les multiplier, plus ou moins inconsidérément, sans réfléchir à ce qui peut en résulter.

Et, en effet, au lieu de procéder, *entre eux seulement,* aux moyens de mettre promptement un terme à une discussion déjà trop prolongée, sur un fait qui leur était *purement personnel,* MM. les membres du comité dit de justice administrative, jugèrent, dans leur haute sagesse, qu'*en se bornant* à ordonner la communication au ministre de la guerre de la dernière requête, à laquelle *eux seuls* avaient donné lieu, cela pourrait produire une diversion favorable à leurs vues, qui étaient d'éluder la solution de la question posée, *et à eux seuls spécialement soumise.*

(Cette communication fut effectuée le 23 novembre 1835.)

On peut se souvenir que lors de la première, relative au pourvoi précédent, M. Dalmont, chef du bureau des pensions, ajourna pendant *dix mois* une réponse qui, ordinairement, n'exige qu'un délai de quinze à vingt jours ; mais ici qu'il ne s'agissait, pour être conséquent avec lui-même, *d'après le contenu des trois lettres ministérielles déjà citées*, que de répondre tout simplement *que le motif ni l'objet de ce second pourvoi ne le regardaient point*, ce superbe bureaucrate (qui, en grattant du papier, en obligeant les uns et en désobligeant les autres, a assez bien fait ses affaires, arrondi sa poitrine, sur laquelle brille d'un vif éclat la croix d'officier de la légion-d'honneur), a jugé à propos de donner suite à ses mauvaises dispositions envers le réclamant, en se livrant sans fin, comme sans mesure et sans nécessité, à des dissertations vagues, insignifiantes, plus ou moins pitoyables, prises dans ses premières assertions controuvées, dont l'absurdité avait déjà été suffisamment démontrée.

Mais comme il s'agissait de saisir un moment favorable pour surprendre une signature, *toute de pure confiance*, au bas de cet échafaudage de fausses citations, d'argumens sophistiques et de suppositions oiseuses, M. Dalmont attendit jusqu'au 6 *février* 1836 (*jour où le ministre venait de donner sa démission*), pour glisser adroitement dans le dossier des pièces de peu d'importance, mais d'urgence à signer, celle dont on vient de parler, de sorte que, *sans y faire attention*, M. le maréchal Maison signa, ce qu'il n'eût certes pas signé dans tout autre circonstance, surtout s'il eût été vrai qu'il eût pris antérieurement une connaissance personnelle de l'exposé qui lui avait été transmis par le cabinet du roi le 16 octobre 1835.

La prétendue réponse dont on vient de parler, ayant été envoyée au conseil d'Etat *le 8 février*, fut, quelques jours après, donnée en communication à M. A. Gatine, avocat du réclamant, qui, conjointement avec lui, établit et signa un mémoire en réplique, mis sur papier timbré et régulièrement enregistré, qui fut déposé au secrétariat du contentieux et joint au dossier relatif à l'affaire, *le 28 mars* 1836.

Ayant ainsi complètement fourni tous les documens, les explications et les preuves qui devaient *légitimement* produire l'effet qu'on devait en attendre, le réclamant fut voir M. le rapporteur, pour tâcher de savoir s'il n'y aurait pas encore quelque chose à faire ou quelques difficultés à lever pour arriver à une prompte et équitable décision ; et, sur sa réponse négative, ainsi que l'assurance, qu'il voulut bien y joindre, de l'empressement qu'il mettrait à faire son rapport avec la plus parfaite impartialité, le demandeur n'eut qu'à l'en remercier et à attendre l'effet de la justice.

L'instruction de M. Robillard se trouvant terminée et son rapport définitivement établi, le dossier passa de ses mains dans celles de M. Germain, maître des requêtes, chargé d'exercer les fonctions du ministère public dans l'affaire en instance ; mais comme celui-ci n'est pas homme à se contenter de bonnes raisons lorsqu'il s'agit d'attaques à l'érudition, à la logique et à l'infaillibilité de ses honorables collègues ; et que, d'ailleurs, sa doctrine favorite est *que l'on doit toujours s'attacher à faire parler de soi si l'on veut parvenir à des emplois élevés dans l'ordre social* (ce qui, effectivement, lui a déjà assez bien réussi) ; celui-ci, dis-je, qui ne pouvait rien objecter au contenu de la requête en pourvoi et du mémoire en réplique qu'il avait sous les yeux, en ce qui touchait le fond de l'affaire ou l'objet de la réclamation, imagina d'employer un moyen qui lui était familier pour tâcher de distraire l'attention du comité devant lequel il avait à parler à huis clos, *selon l'usage*, avant l'audience publique ; et dans sa faconde, il s'attacha spécialement à interpréter, *à sa manière*, certaines expressions qui se trouvaient dans la dernière de ces pièces (le mémoire en réplique), et qu'*il lui plut* de considérer comme injurieuses au caractère de certains membres de ce comité ; et, *partant de là,* il annonça qu'il se proposait de prendre les conclusions les plus sévères contre M. Gatine, avocat, qui avait signé ce mémoire conjointement avec son client ; et qu'au surplus il avait trouvé un moyen avec lequel il se proposait également d'invoquer une fin de non-recevoir à peu près péremptoire, lors de l'audience publique où cette affaire devait être appelée.

Ayant eu avis de ce qui vient d'être cité, peu de jours avant cette audience, le réclamant crut devoir aller s'en expliquer avec M. Germain, afin de tâcher d'éviter de nouveaux quiproquos et de nouvelles erreurs dans la discussion et le résumé de son affaire, déjà trop compliquée, comme existante depuis *près de trois ans* devant le comité susdit ; et de cette entrevue il résulta que ledit M. Germain voulut bien convenir, *de la manière la plus positive, que le réclamant avait eu parfaitement raison de se plaindre, ainsi qu'il l'avait fait, de l'extrême incu-*

*rie ou partialité du bureau des pensions, dépendant du ministère
de la guerre; que sur ce point il n'avait rien à dire ou objecter,
ce qui faisait qu'il le lui livrait et lui abandonnait entièrement
(ce sont ses expressions); mais qu'ayant remarqué avec peine
que dans son dernier mémoire en réplique à la réponse ministérielle du 6 février* (mémoire signé de lui et de son avocat), *il se
trouvait des expressions démesurées contre deux membres du conseil* (probablement MM. Prosper Hochet et Boulay (de la Meurthe) *il avait cru devoir en parler au comité et lui proposer de
sévir contre l'avocat co-signataire; que cependant, d'après les
explications données, il regrettait d'avoir agi aussi précipitam-
ment; que s'il était à le faire, il ne le ferait point; qu'au reste,
M. Gatine pouvait être parfaitement tranquille, parce que, tout
bien considéré, il se proposait de passer très légèrement là-dessus
à l'audience publique où l'affaire devait être prochainement appelée et rapportée au fond, et dans laquelle on pouvait compter
qu'il ferait son résumé et qu'il établirait ses conclusions avec la
plus parfaite impartialité.*

(Ce sont les propres expressions de M. Germain en causant
avec l'exposant, *qui les affirme sur l'honneur, de même que celles
de M. Robillard* rapportées plus haut.)

Et cependant, à l'audience publique, qui eut lieu *le 14 mai*
1836, dans laquelle M. Robillard remplit exactement son devoir, quant au rapport impartial qu'on attendait de lui sur le
fond de l'affaire, M. Germain ne rougit pas d'oser, en la présence du réclamant, qui l'écoutait, s'appesantir longuement de
nouveau sur les prétendues expressions désobligeantes ou irré-
vérencielles que contenait, *selon lui,* le mémoire en réplique
dont est mention d'autre part; et sans se souvenir de ce qu'il
avait dit chez lui, peu de jours avant, *sur le fond de l'affaire,
chose essentielle sur laquelle il ne trouve pas un mot à dire en
discussion ni résumé, il se borne à invoquer une fin de non-recevoir, indûment tirée de l'art. 32, du réglement du 22 juillet
1806, oubliant ainsi, bien volontairement sans doute, qu'il ne s'a-
gissait point d'une décision ou ordonnance rendue contradictoire-
ment, mais bien et seulement d'une décision mal établie, prononcée par défaut, ainsi qu'il était expliqué et prouvé d'une manière incontestable par toutes les pièces qu'il avait sous les yeux;*
l'art. 29 du réglement susdit, étant, conséquemment, le seul
applicable à l'espèce, le seul en vertu duquel le réclamant s'é-
tait pourvu en révision, *même d'après l'avis de M. le président
et de M. le secrétaire-général du conseil,* comme il est expliqué
et démontré plus haut; le seul enfin, qui, *bien évidemment,* avait

pu déterminer ces messieurs à accueillir favorablement le second pourvoi, *qui n'avait d'autre objet que la révision du second
considérant de la décision rendue par défaut le 31 mars 1835* ;
car, s'il en eût été autrement, il leur était absolument inutile
de donner suite à ce second pourvoi, qu'ils eussent bien certainement fait séquestrer au greffe, le jour même où il y avait
été régulièrement déposé, enregistré, etc., puisque, *par le fait,*
l'avocat signataire devenait immédiatement passible de l'une
des peines indiquées dans l'art. 32 du réglement de 1806. Mais
M. Germain n'est pas habitué d'y regarder d'aussi près, lorsqu'il sagit de nuire à ceux qu'il considère comme au-dessous de
lui, et de se rendre agréable à ceux qui peuvent lui être utiles
pour son avancement.

Plus que surpris de voir ce qui venait de se passer sous ses
yeux, ce à quoi il était loin de s'attendre de la part d'un jeune
homme accidentellement revêtu d'un titre honorable (à la suite
de sa découverte et dénonciation du prétendu cabinet noir de
M. Vaulchier, alors directeur-général des postes, et de son am-
bassade collective de la nuit du 29 juillet 1830), le réclamant
s'empressa d'établir un précis de cette singulière affaire, *tout à
fait surprenante*, en raison des nombreuses déviations et déceptions qui l'accompagnent ; et désirant prémunir M. Sauzet, alors
ministre de la justice (qui en cette qualité était le président né
du conseil d'État, et le seul responsable), contre l'effet de
toute surprise tendant à se servir de lui pour faire approuver
par le roi une nouvelle décision mal fondée (*plus mal fondée
encore que celle dont on avait légalement réclamé la révision*), le réclamant crut devoir adresser à ce ministre, *dès le lendemain de
l'audience publique dont vient d'être mention*, une supplique
motivée, accompagnée du précis susdit, ayant pour objet de solliciter de sa part, c'est-à-dire de l'un de ses bureaux, l'évocation
et l'examen du dossier relatif à l'affaire dont il s'agissait, avant
d'en soumettre la conséquence à la signature du roi.

Mais, malgré cette précaution et l'importance des faits exactement énumérés dans cette dépêche, *remise à lui-même le 16
mai, dix heures du matin*, M. le ministre n'y eut aucun égard,
puisque *dix jours après* il fit adopter sans examen, *selon l'usage,*
la décision mal établie du comité dit de justice administrative,
qui *en ce cas* pouvait tout aussi bien prendre le titre de comité
d'obscurantisme, de coteries et d'iniquités.

EN VOICI LA PREUVE :

CONSEIL D'ÉTAT.

PROJET D'ORDONNANCE.

« L......... (formalité d'usage).

» Vu la requête à nous présentée au nom du sieur Laloubie-
» Cazade, enregistrée au secrétariat du conseil d'État, le 26
» octobre 1835, sous le n⁹ 12,396, ladite requête tendant à ce
» qu'il nous plaise annuler une décision de notre ministre de la
» guerre du 3 juin 1833, etc. [1];

» Vu ladite décision (*ce n'en était point une*), ensemble l'état
» de ladite liquidation, révisée par le comité de la guerre et de
» la marine de notre conseil d'État [2];

---

[1] Premier détour calculé pour éviter de parler de la véritable question posée ou de la demande énoncée au pourvoi ; car, si on y a fait mention de la lettre ministérielle du 3 juin, qui énonçait l'impossibilité de pouvoir aller au-delà du dispositif de la décision du conseil du 31 mars, *ce n'était que pour mieux préciser le seul et véritable motif du recours introduit devant ce même conseil, qui avait commis l'erreur qui donnait lieu à la réclamation, erreur unique, sur laquelle il était le seul apte à prononcer, quant à la rectification qu'on sollicitait très humblement de sa part comme acte de justice administrative.*

[2] Deuxième détour calculé, ayant pour objet de donner à entendre que la nouvelle liquidation prescrite par l'art. 1er de la décision ou ordonnance du 31 mars (*disposition sur laquelle on n'avait, certes, point objecté un seul mot*), avait été irrévocablement effectuée, lorsqu'*au contraire* les lettres ministérielles adressées au sieur Laloubie, les 3 juin, 15 septembre et 14 novembre 1835, jointes au dossier, *prouvaient* que cette liquidation avait été suspendue contre toutes les règles ordinaires, et de stricte obligation, en matière d'exécution immédiate des lois et ordonnances légalement rendues, *qu'elles soient, ou non, à la convenance de ceux qu'elles concernent.* Et, certes, dans aucun temps, sous aucun gouvernement que ce fût, on n'a jamais vu un ministre écrire trois fois à un simple particulier pour lui demander son assentiment, son adhésion préalable pour pouvoir exécuter une mesure très positivement prescrite par une loi ou par une ordonnance.

Quant à la conséquence que le conseil semble avoir eu en vue, en ajoutant que ladite liquidation avait été révisée par le comité de la guerre et de la marine, etc., nous nous bornerons à faire remarquer que *ce comité avait également et préalablement révisé et approuvé la première liquidation du 23 janvier 1833 (qui avait été mise à exécution, en vertu d'une ordonnance royale),* et que pourtant cela n'a pas empêché que cette liquidation ait été *rapportée, cassée* et *annulée, comme mal établie,* par une ordonnance subséquente, comme le roi a toujours le droit de le faire, et comme il le fait

» Vu les observations de notre ministre de la guerre en
» réponse audit pourvoi [1];
» Vu la requête en réplique produite par le sieur Laloubie-
» Cazade le 28 mars 1836 [2];
» Vu notre ordonnance du 31 mars 1835 [3];
» Vu l'article 32 du réglement du 22 juillet 1806 [4];

---

journellement, *surtout en cette matière*, toutes les fois que son conseil veut
bien lui faire connaître les erreurs qui peuvent exister, de quelque part
qu'elles viennent, ce qui prouve que S. M. n'a pas la prétention d'être in-
faillible, comme certains de ses conseillers, ou, pour mieux dire, d'être à
l'abri d'être trompée.

[1] Troisième détour, assez maladroitement calculé, quoique ayant pour
objet *de faire pressentir* qu'il ne s'agissait que d'un recours contre une décision ministérielle, auquel cas il est très juste et rationnel de transmettre
aux ministres les pourvois introduits contre leurs décisions, de recevoir
leurs observations, et même d'y avoir beaucoup d'égard, par préférence,
pour peu qu'elles soient fondées; mais ici c'*était tout autre chose*, comme on
croit l'avoir déjà suffisamment expliqué et prouvé; donc, on se bornera à
dire que *le ministre de la guerre n'avait pas d'observations à faire sur un
pourvoi qui n'avait pour objet que de solliciter, de la part du conseil d'État,
la rectification d'une erreur évidente, commise par lui-même, et que lui seul
pouvait et devait régulièrement, équitablement opérer.*
Or, sans sortir de la question, ne peut-on pas lui demander comment
il a pu se faire qu'ayant intention d'adopter la mauvaise fin de non-recevoir, brièvement, inconcevablement mise en avant par M. Germain (*qui
n'avait pas dit un mot sur le fond de la cause*), lui conseil, ou comité, surtout
son président et son secrétaire, qui pouvaient bien se souvenir que M⁰ Gatine, avocat, n'avait pas été entendu dans la discussion orale relative au
premier pourvoi, n'aient pas senti qu'ils devaient, *pour le moins, afin d'être
conséquens avec eux-mêmes,* être aussi circonspects que l'avait été ledit
M. Germain, pour ne pas faire ressortir les contradictions que présentent
la suite donnée à l'instruction sur le second pourvoi et l'application de
l'art. 32 du réglement de 1806. Non! ce ne sont pas là des boulettes (en
terme trivial qu'on prie d'excuser), mais bien de gros boulets de 48, ou, si
l'on veut, des bombes à la Paixhans.

[2] On peut se rappeler ce qui a été déjà dit au sujet des sorties virulentes
que M. Germain s'était évertué de compliquer, quant au contenu de cette
requête (qu'on regrette de ne pouvoir reproduire ici, attendu sa longueur,
alors indispensable), ce qui fait qu'on se borne à dire maintenant qu'elle
était tellement *claire, précise, positive* et *fondée* qu'il ne fallait rien moins
qu'un très mauvais vouloir, un esprit de parti et une tendance bien prononcée à l'arbitraire ou à l'iniquité pour qu'elle soit *restée sans effet.*

[3] Si ses rédacteurs avaient réellement voulu prendre la peine de la re-
lire avec attention, ainsi que la requête en pourvoi et le mémoire en réplique dont vient d'être mention, et si ensuite ils eussent voulu, pour un
instant, se dépouiller de leur orgueil ou de leurs prétentions à l'infaillibilité, ils auraient très facilement reconnu l'erreur dans laquelle ils étaient
tombés et la nécessité de la réparer le plus promptement possible par les
moyens qui étaient en eux; mais.....

[4] L'on a déjà à peu près suffisamment démontré, même d'une manière

» Vu toutes les pièces du dossier 1;
» Ouï M. Gatine, avocat du sieur Laboulie-Cazade 2;
» Ouï M. Germain, maître des requêtes, remplissant les fonc-
» tions du ministère public 3;

---

incontestable, que cet art. 32 n'était pas celui dont le conseil ou comité pouvait se prévaloir pour éluder la rectification demandée, *si tant il y avait qu'il voulût persister à dénier la justice, malgré les explications et preuves produites à l'appui du recours formé, comme il a été dit, en vertu de l'art.* 29 *du même réglement,* puisque, sans être profond jurisconsulte, logicien ni maître des requêtes, on peut facilement apercevoir, reconnaître et juger qu'*il était impossible* que MM. le président et le secrétaire-général eussent agi comme ils l'ont fait, avant et depuis ce recours, s'ils eussent seulement présumé que l'art. 32 pouvait avoir quelque rapport à l'affaire dont il s'agissait. Donc, à moins de supposer que ces messieurs, ainsi que tous les membres du comité qui avaient siégé dans la première, aient la mémoire excessivement ingrate ou qu'ils soient infiniment au-dessous des qualités qu'ils doivent posséder pour pouvoir dignement remplir les places qu'ils occupent, il ne serait pas possible d'admettre que, sans intention, ils aient gardé le silence, d'abord en comité secret, puis en audience publique, et ensuite dans leur délibéré, sur *l'erreur volontaire commise par M. Germain,* quant à l'invocation de la fin de non-recevoir qu'il lui a plu tirer de l'art. 32 du réglement de 1806, lorsqu'il était évident à tous les yeux que c'était en vertu de l'art. 29 que la requête avait été admise, que l'instruction avait eu lieu et que le rapport en avait été fait. Que de choses ne pourrait-on pas dire sur les *nombreux contrastes, les déviations et déceptions* qui se présentent à la première vue dans cette petite, mais très extraordinaire affaire!

1 Tout le monde sait qu'ordinairement, *d'après le vœu des lois,* chaque fois qu'une autorité judiciaire ou administrative établit le dispositif de son jugement ou de sa décision en citant les pièces qui ont été vues ou examinées, il s'ensuit toujours qu'on ajoute les mots : *Attendu que...* etc., et que c'est là qu'on cite *d'une manière positive* les articles de lois, ordonnances ou réglemens qu'on entend appliquer, soit pour admettre, soit pour rejeter ou modifier les fins des conclusions du ministère public; mais ici, il en a été tout autrement, *et pour cause,* sauf en ce qui touchait l'art. 32 du réglement de 1806, qui, *comme on ne saurait trop le répéter,* n'avait point de rapport à cette affaire, si ce n'était pour servir de prétexte à un déni de justice le plus outré, le plus maladroitement conçu et effectué, conséquemment le plus répréhensible.

2 Ayant déjà eu à se défendre personnellement sur la lourde, mais longue et virulente accusation très ridiculement sortie du cerveau de M. Germain en comité secret, *et n'ayant pu prévoir* qu'après le rapport impartial qu'il venait d'entendre de la part de M. Robillard, et son plaidoyer sur le fond qui s'en était suivi, *ledit M. Germain se bornerait à renouveler ses attaques et à invoquer une fin de non-recevoir aussi mal établie, M. Gatine n'avait pu en parler;* mais comme il est d'usage, au conseil, de fermer les discussions et de renvoyer toutes les causes en délibéré, tout aussitôt que les membres exerçant le ministère public ont fini leur résumé et présenté leurs conclusions, *sans jamais permettre un seul mot de réplique,* il s'ensuivit que *l'opinion de M. Germain ne put être combattue,* ce qui n'est point conforme aux principes d'une exacte justice.

3 D'après ce qui se trouve expliqué et démontré plus haut, on pourrait

» En ce qui touche le chef de demande tendant à ce qu'il soit
» tenu compte au requérant du temps de retraite et de réforme
» de 1795 à 1806 (erreur) [1];

» Considérant qu'il a déjà été statué sur ce chef de conclu-
» sion par notre ordonnance du 31 mars 1835 [2], dont le sieur
» Laloubie-Cazade est non recevable à demander la rectifica-
» tion [3];

» En ce qui touche la nouvelle liquidation dont les bases ont
» été notifiées au requérant par la décision attaquée [4];

être fondé à dire et soutenir qu'en ce qui touche cette affaire, le mot *remplissant* pourrait être considéré comme sous-entendu avec celui *compromet-
tant.*

[1] *Cette erreur a déjà été démontrée autre part, ce qui fait qu'on peut facilement remarquer l'incurie des rédacteurs, puisqu'au lieu d'une période de
onze ans, que semblerait énoncer cette citation, il ne s'agit que d'une période de
sept ans environ, dont quatre ne peuvent être contestés d'aucune manière, sous
aucun rapport,* à moins de prétendre que le titre de conseiller d'État, non
responsable, donne le droit de déraisonner complètement envers et contre
tous.

[2] Oui! mais mal, *très mal statué, et contrairement aux dispositions claires,
précises et très positives des lois existantes,* ce qui déjà avait été reconnu et
avoué par divers membres du même comité; et ce qui, d'après l'avis verbal et écrit des deux principaux chefs, avait donné lieu au recours en révision qui avait fait l'objet de la réclamation, ainsi dûment motivée dans
le second pourvoi, *et appuyée de citations et preuves* qui en démontraient la
véritable valeur, si elle eût été attentivement examinée par des hommes
capables, réellement impartiaux.

[3] On pouvait ajouter : Parce que nous, rédacteurs, sommes des hommes
incontestablement infaillibles, et tellement haut placés que notre amour-
propre se trouverait compromis si nous étions dans le cas d'avoir à convenir, aussi positivement par écrit que verbalement, que nous nous sommes
trompés une première fois en prononçant *blanc* et *noir* sur deux questions
absolument semblables et parfaitement identiques, ce qui ne doit pas être,
d'après les hautes lumières, la sévère intégrité et autres belles qualités
qu'on doit nous supposer.

D'ailleurs, pourquoi n'avoir pas dit, après le mot *rectification,* en vertu
de quel article de loi, d'ordonnance ou de réglement en vigueur le demandeur était non recevable?

[4] On a déjà expliqué autre part ce qu'était en réalité cette prétendue décision, dont les bases, tirées de l'art. 1er de l'ordonnance du 31 mars 1835,
n'ont jamais été attaquées ni contestées d'aucune manière; bien loin de là,
puisque nous nous plaignons qu'elles n'aient pas encore été mises à exécution, comme elles devaient l'être, nonobstant tout assentiment ou adhésion préalable, trois fois infructueusement demandées, parce que c'était un
piége tendu à notre bonne foi, ainsi qu'on peut facilement le concevoir.

Ce que nous avons attaqué en réalité, et *seulement attaqué, c'est la teneur
inexacte, vicieuse et en tout mal fondée du second considérant de la dite ordonnance,* considérant sur lequel le comité s'est refusé de s'expliquer, et
pour cause, comme se trouvant dans l'impossibilité de pouvoir le justifier
d'aucune manière à peu près sortable.

» Considérant que la nouvelle liquidation de la pension de
» retraite du sieur Laloubie-Cazade est conforme aux disposi-
» tions de notre ordonnance du 31 mars 1835 [1];

» Notre conseil d'État entendu [2],

» Nous avons ordonné et ordonnons ce qui suit [3] :

» ARTICLE 1er.

» Le sieur Laloubie-Cazade est non recevable dans celles de
» ses conclusions tendantes à faire réformer notre ordonnance
» du 31 mars 1835 [4].

» ART. 2.

» Le surplus des conclusions est rejeté [5].

» ART. 3.

» M. Gatine, avocat en notre conseil d'État, est condamné à
» une amende de cinq francs [6].

---

[1] Si ce n'est pas là ce qu'on appelle *passer à côté des questions posées*, et se jouer de tout principe de justice, etc., etc., il faut que nous, bonnes gens, qui avons eu la sottise de croire que les plus gros abus disparaîtraient sous le règne des lois, nous nous résignions à passer pour des brutes, des idiots, totalement incapables de comprendre les plus simples notions de droit écrit, surtout en matière de justice administrative, et à nous prosterner aux pieds de tout homme brodé!

[2] Bien entendu, car c'est lui, et lui seul, qui fait tout en pareille matière, *sans responsabilité d'aucune espèce*, ce qui ne s'accorde pas avec les principes de notre droit public ou social.

[3] Formalité qui suppose que tout a été fait conformément aux lois et aux règles établies pour l'administration d'une exacte justice, *premier et principal besoin de tous*, sous quel nom et quel système de gouvernement que ce puisse être.

[4] Pourquoi dans le considérant ou le dispositif relatif à la décision que cet article comporte, n'a-t-on pas fait mention de l'article de loi ou du réglement équivalent qu'on entendait y appliquer, *ce qui était de stricte obligation?* Mais se borner à dire, comme on l'a déjà fait dans ce considérant, qu'il a déjà été statué sur ce chef d'accusation, lorsqu'on a sous les yeux *les preuves les plus claires et les plus positives* qu'il ne contient pas un mot de vérité; que toutes les citations qu'il comporte y sont très évidemment controuvées, comme ayant été simplement et inconséquemment copiées sur un document qu'on pouvait croire exact, d'après son origine; et persister à soutenir que parce qu'on a déjà statué (*mal statué, et par défaut*), le réclamant est non recevable à demander la rectification de cette erreur, oh! c'est bien là le cas de répondre aux auteurs de cette prétention : *Que faites-vous donc là, Messieurs, si vous n'êtes bons qu'à vous méprendre et à commettre des erreurs, sans pouvoir ou vouloir les réparer?*

[5] Il n'en avait point existé d'autres que celles indûment rejetées par l'art. 1er. Donc, il était bien *inutile* d'y joindre un art. 2 qui n'avait point de bases.

[6] En vertu de quoi, s'il vous plaît? Quelle a été la faute qu'il a com-

» Art. 4.

» Notre garde des sceaux, ministre de la justice et des cultes,
» et notre ministre de la guerre sont chargés, chacun en ce
» qui le concerne, de l'exécution de notre présente ordon-
» nance [1]. »

Justement mécontent de la tournure par trop déceptionnelle
donnée à cette décision et du silence que M. Sauzet, garde des
sceaux, avait gardé sur l'objet de la dépêche qui lui avait été
adressée bien avant qu'il l'eût fait approuver, le réclamant, qui
avait eu occasion de s'assurer au secrétariat du conseil, ou
comité, de l'existence d'*un faux matériel* par lui commis dans
le texte de sa première décision, pour en changer la nature et
la valeur, faux qui avait été par lui *sciemment,* mais maladroitement maintenu, pour s'en servir, afin de pouvoir établir sa
seconde *sur une fin de non-recevoir tirée de ce faux ou de sa conséquence;* le réclamant, dis-je, crut devoir adresser à M. le
ministre de la justice, *le 9 juin* 1836, une nouvelle supplique
motivée sur ces faits et tendant à solliciter de sa part la faveur
d'une audience, tout en ayant bien soin de lui en préciser l'objet, qui était de pouvoir mettre sous ses yeux les *preuves irrécusables des divers faits cités dans ladite supplique.* Mais, comme
sur la précédente, qui tendait à le prémunir contre une erreur
très grave, *alors facile à éviter,* M. le ministre a jugé convenable de garder le silence, comme craignant sans doute d'en
apprendre plus qu'il ne désirait sur la conduite de certains personnages habitués à lui faire leur cour, et qu'il était bien aise
de ménager dans un état de souplesse de corps.

---

mise? Quelle est la loi ou l'ordonnance de police applicable à cette faute?
Pourquoi n'en avoir pas parlé dans les motifs de cette décision, et, puisqu'il faut le dire, de cette *plus que singulière condamnation?* Et cependant, tout le monde sait ou doit savoir qu'en fait d'amende de tout
autre peine prononcée, même pour simples infractions aux réglemens de
police (négligence de balayages ou manque de respect aux sergens de ville),
ces sortes de condamnations doivent toujours être précédées d'un dispositif
où la faute est énoncée et de l'article applicable à l'espèce.

[1] Celle du 31 mars 1835 comportait une finale absolument semblable, de
droit et de raison, *ce qui n'a pas empêché que ce qu'elle a prescrit soit resté
sans effet;* il en est de même en ce qui touche celle-ci, qui, jusqu'à ce jour,
n'a point reçu d'exécution, malgré ses six mois de date; le ministre de la
guerre ayant encore écrit *une quatrième fois* à celui qui en a été l'objet, pour
lui demander *si son intention est qu'il y soit donné suite,* etc. (Cette dernière
lettre ministérielle, *en date du 30 juin* 1836, prouve, ainsi que celles des
3 juin, 15 septembre et 14 novembre 1835, que M. Dalmont n'est pas un
aigle en matière administrative.)

Ne pouvant se résoudre à se considérer comme battu, parce qu'il aurait plu à certains conseillers, dits d'État, et à un ministre chargé de l'administration de la justice de sauter à pieds joints sur le corps de Thémis, détruire ses balances et y substituer les grelots de Momus, l'exposant se décida à s'adresser au roi, comme principe inné, dispensateur suprême et permanent de cette immuable justice qui doit toujours être rendue en son nom, et sans laquelle lui-même ni son gouvernement ne sauraient exister longuement.

Et comme, en ces sortes de cas, il faut avoir entièrement épuisé tous les degrés de juridiction, avoir la loi, le droit écrit et la raison pour soi, en un mot être certain d'être incontestablement, évidemment bien fondé dans l'objet de sa démarche ou réclamation, puisqu'il s'agit d'en appeler au suprême pouvoir de l'incurie, de la partialité, de l'arbitraire ou du mauvais vouloir de ceux qui sont spécialement chargés de l'administration de la justice, *à laquelle ils auraient sciemment failli, l'ayant obstinément déniée, sachant très bien qu'ils devaient en agir tout autrement*, dans l'intérêt de l'État qui les paie, comme dans celui des particuliers qui concourent à alimenter leur orgueil et leur rapacité, il fallut bien dès-lors que l'exposant se décidât à présenter, le plus succinctement possible, l'énumération exacte des principaux griefs d'accusation, *très positive*, qu'il prétendait diriger contre ceux qui s'étaient *volontairement* mis dans le cas d'encourir de justes réprimandes et de se voir contraints à réparer leurs fautes, en se conformant enfin à ce que les lois, les bonnes intentions du roi et le simple sens commun leur prescrivent dans l'exercice des fonctions qui leur sont confiées.

C'est sous ce point de vue que se trouvant obligé, *pour se faire comprendre, d'être clair et précis dans toutes ses citations, ses explications et ses argumens, en appelant à peu près les choses par leur nom*, le réclamant s'attacha à établir un petit mémoire, dans lequel *tous les faits relatifs au déni de justice et au faux matériel dont il avait à se plaindre se trouvaient très exactement énumérés*, mémoire qu'il joignit à la très humble et très respectueuse supplique qu'il eut l'honneur d'adresser à notre bon roi, *le 30 juin dernier*, pour solliciter de son auguste bienveillance un invitation à son ministre de la justice (à qui ledit mémoire était le plus particulièrement destiné) pour qu'il eût enfin à faire examiner cette affaire, *plus qu'extraordinaire en son espèce*, et pour que, sur le rapport qui lui en serait fait, il pût, avec connaissance de cause, ordonner ce qui pourrait lui paraître convenable en telle circonstance, afin que les lois, le vrai droit et la raison ne soient pas sans effet.

Voici un extrait de la supplique susdite :

« Pour mettre Votre Majesté facilement à même de pouvoir
» faire examiner, et ensuite apprécier, dans son for intérieur,
» l'espèce, la gravité et la conséquence des faits plus que sur-
» prenans, mais heureusement rares, dont est mention plus
» haut, et dont je suis toujours en mesure de produire les
» preuves devant telle autorité que ce puisse être, je crois pou-
» voir me borner pour le moment à joindre ici une copie des
» deux suppliques motivées que j'ai eu occasion d'adresser
» à M. le garde des sceaux, le 16 mai dernier et le 9 juin
» courant, lesquelles étant restées sans effet et sans réponse,
» légitiment ma démarche actuelle, ainsi devenue nécessaire,
» indispensable au cas dont il s'agit, mais de laquelle néan-
» moins j'ai cru qu'il était de mon devoir de l'informer en
» même temps, comme fondé à présumer que mes précédentes
» ne lui sont pas parvenues.

» Si Votre Majesté, toujours si bienveillante et si judicieuse,
» surtout en ce qui touche l'action de la justice distributive,
» qui forme la première comme la principale attribution de sa
» souveraineté, daigne se faire rendre compte du contenu du
» mémoire ci-joint, et le faire transmettre à son ministre, avec
» invitation, etc...... »

Présumant que, peut-être, en raison du volume que présentait cette dépêche, M. le baron Fain n'y ferait point assez d'attention, l'exposant crut devoir lui écrire séparément à ce sujet,
et *le 14 juillet suivant*, M. Lassagne, sous-secrétaire du cabinet
du roi, eut la bonté de lui répondre pour le prévenir *qu'après
avoir passé sous les yeux de S. M., sa pétition avait été transmise
à M. le ministre de la justice ;* probablement avec les pièces
jointes et l'invitation sollicitée, car autrement on pourrait avec
raison répéter ici ce que cette Macédoinienne disait à Philippe,
qui avait négligé d'écouter ses raisons, ou qui d'abord ne les
avait pas parfaitement goûtées : « J'en appelle ! dit cette femme.
» — Comment ! dit Philippe... de votre roi !.... à qui donc ?....
» — *A Philippe lui-même !* répondit-elle. » Et, en effet, le roi,
frappé de cette réponse, examina l'affaire avec attention, recon-
nut l'injustice qui avait été commise et la répara dignement.

Désirant savoir à quoi s'en tenir sur l'effet du renvoi dont il
vient d'être mention, puisque M. le ministre ou ses secrétaires
ne jugeaient pas à propos d'en donner avis au réclamant, celui-
ci se décida de se rendre à Paris, pour y augmenter la queue des

solliciteurs qui, le vendredi de chaque semaine, cherchent à se procurer quelques renseignemens, plus ou moins imparfaits, au bureau des dépêches, ouvert ce jour-là au public, de deux à quatre heures. Et comme, fort heureusement, le chef de ce bureau (M. Brocard) est un homme extrêmement honnête et obligeant, il voulut bien se donner la peine de faire les recherches nécessaires pour satisfaire aux désirs du demandeur, ce qui fit que celui-ci apprit avec contentement *que sa dernière dépêche, transmise au ministre par ordre du roi, avait été renvoyée au conseil d'Etat, chargé de l'examiner et d'y répondre, pour que le ministre pût ensuite remplir les intentions de S. M.*

Voyant que son affaire prenait ainsi une tournure régulière, le réclamant se rendit ensuite au secrétariat du conseil ou comité dit de justice administrative, où il croyait apprendre ce qui avait été fait ou ce que l'on se proposait de faire, en conformité de ce qui vient d'être cité. Mais quelle fut sa surprise, lorsqu'on lui dit que, par ordre de M. le président, transmis par M. le secrétaire-général, toutes ses suppliques, lettres et pièces renvoyées au comité, comme il est expliqué ci-dessus, avaient été placées, *c'est-à-dire ensevelies, dans les cartons des affaires terminées, avec défense de s'en occuper d'aucune manière,* ces messieurs prétendant qu'étant au-dessus de toute juridiction, ils ne doivent compte à personne de leur manière de voir et d'agir dans l'exercice de leurs fonctions, et que, conséquemment, ils ne sont pas tenus de répondre à qui que ce soit, *pas même au roi,* non plus qu'au ministre, en raison de cela ; ce qui équivaut à ceci : *Qu'ils sont parfaits et infaillibles, ainsi que Dieu ; qu'ils sont au-dessus de toutes les lois humaines, fondamentales et éventuelles ; et qu'en leur qualité de conseillers d'Etat, non responsables, ils peuvent impunément commettre toutes les erreurs, les dénis de justice, et même les faux matériels, que leur amour-propre, leurs intérêts privés ou tout autre cause peuvent leur suggérer.*

Croyant avoir le droit de combattre une telle doctrine, le réclamant s'adressa, *pour la quatrième fois,* à M. Sauzet, encore ministre de la justice, *le 26 juillet dernier ;* et par un exposé aussi clair que précis, ayant trait au nouvel incident qui se présentait pour intervertir ou éluder l'effet de ses dernières démarches, il le mit à portée de juger par lui-même des causes et des conséquences du fait sus énoncé ; mais, fidèle à son système de garder le silence, toutes les fois qu'il s'agissait d'interposer son autorité pour réprimer les déceptions ou faire cesser l'arbitraire de ses amis, il ne répondit point au contenu de l'exposé susdit, dont un paragraphe se terminait ainsi :

« Puisqu'en ce cas, il convient que vous sachiez très positi-
» vement qui a tort ou a raison, car, en fait, il faudrait que je
» fusse bien borné ou plus que fou, si je pouvais me dissimuler
» un instant ce qui devrait s'ensuivre, si, d'après examen, il
» était reconnu que ce fût moi qui eusse tort dans cette affaire ! »

Tenant à ce qu'on ne puisse pas, avec la moindre apparence
de raison, lui reprocher d'avoir négligé aucun des moyens qui
pouvaient être en lui, pour tâcher d'arriver au but de ses démarches, l'exposant crut devoir adresser au même ministre (*M.*
Sauzet) une nouvelle et dernière supplique, *en date du 6 août*,
dont voici copie :

« Monsieur le ministre,

» L'affaire par trop extraordinaire qui a donné lieu aux diver-
» ses suppliques que j'ai eu occasion de vous adresser les 16 mai,
» 9 et 30 juin, et 26 juillet dernier (auxquelles je n'ai jamais
» reçu aucune espèce de réponse), me porte à vous renouveler
» ma prière, tendant à solliciter de votre bienveillance l'honneur
» et la faveur d'une audience, dans laquelle j'aurai soin de ne
» point abuser de vos momens précieux.

» Si vous daignez, monsieur le ministre, avoir la bonté de
» m'accorder cette grace, vous aurez probablement occasion de
» pouvoir apprécier par vous-même l'importance de la dernière
» question qui se présente quant au refus que persistent à faire
» certains de vos subordonnés de répondre d'aucune manière
» au contenu des mémoires que vous leur avez transmis avec in-
» vitation de vous faire un rapport au sujet des faits graves qui
» s'y trouvent cités. »

(Suit la finale d'usage.)

Ayant infructueusement attendu plus que le temps morale-
ment nécessaire une réponse à la lettre sus rapportée, *et se
croyant fondé de se plaindre de l'inconcevable silence de M. le
ministre Sauzet, autant que de l'extrême arbitraire de M. le vice-
président Girod (de l'Ain), le réclamant crut devoir s'adresser,
une seconde fois, directement au roi, le 22 août ;* et après lui avoir
succinctement exposé le précis des derniers faits dont vient d'être
mention, l'exposant essaya de fixer son attention, ou, si l'on veut,
celle de l'un de ses secrétaires particuliers, en s'exprimant ainsi
qu'il suit :

« Quoi qu'il en soit, M. le ministre n'ayant pas jugé à propos
» de m'accorder l'audience que je lui avais demandée, je crois

» être fondé à présumer que son silence ne repose que sur la
» certitude qu'il a eu occasion d'acquérir d'autre part sur le
» fondement de ma réclamation, et, peut-être, sur ce qu'il peut
» avoir fait ou ordonné de faire pour arriver enfin à une recti-
» fication devenue nécessaire, et même indispensable, au cas
» dont il s'agit. Car, de deux choses l'une : ou les faits par moi
» cités sont vrais, — ou ils sont faux ! Dans la première hypo-
» thèse, on doit en quelque sorte me savoir gré de ma modéra-
» tion, comme n'ayant pas voulu cumuler le scandale par leur
» publicité ; et dès-lors, c'est un motif de plus d'en finir plus
» promptement par où on aurait dû commencer ; dans la se-
» conde, on peut, et même on doit se souvenir qu'il existe des
» lois répressives assez sévères contre la calomnie ou la diffama-
» tion, même en ce qui ne touche que de simples particuliers.

» Or, comme, d'une part, j'ai confiance en la loi, ainsi qu'aux
» augustes promesses de Votre Majesté ; que, de l'autre, je n'ai
» rien dit que de vrai, *très vrai*, étant toujours en mesure d'en
» produire la preuve, devant telle autorité que ce puisse être,
» je crois être fondé, *bien fondé*, dans l'objet de ma démarche
» actuelle, qui est de persister à solliciter par voie légale, quoi-
» que peu usitée en matière administrative, ce que, depuis *cinq*
» *ans*, j'ai en vain réclamé, tant de la part du ministère de la
» guerre que du conseil d'Etat et de M. le garde des sceaux :
» JUSTICE !

» Sire, c'est maintenant à Votre Majesté qu'il appartient d'or-
» donner ce qu'elle jugera convenable, pour tâcher de savoir
» d'une manière exacte qui a tort ou raison dans cette affaire,
» afin de pouvoir ensuite, avec connaissance de cause, prescrire
» à ses conseillers ce qu'ils auront à faire pour se rectifier et
» réparer leurs erreurs passagères, ou me faire punir si je me
» suis mis dans le cas de l'être, afin que sous son règne per-
» sonne ne puisse dire, avec raison, qu'il n'y a point de justice,
» que la Charte et les lois ne sont pas des vérités, et que l'ordre
» public ne repose que sur l'arbitraire et la peur.

(Suit la finale d'usage.)

Ne recevant aucune espèce de réponse sur l'objet de cette
supplique, *qui pourtant était assez clairement motivée pour*
pouvoir fixer l'attention de l'un de MM. les secrétaires du cabi-
net du roi, le réclamant prit enfin le parti d'adresser à Sa Majesté une dernière supplique, *en date du 3 septembre suivant*
(1836), qui, malgré son étendue, devenue nécessaire, peut et
doit encore être ici rapportée :

Copie. « AU ROI.

» SIRE,

» Je sais qu'avec les meilleures intentions et toute la bonne
» volonté possible, VOTRE MAJESTÉ, souvent trop surchargée
» de travaux de la plus haute importance, ne peut tout voir,
» tout apprécier par elle-même, lorsqu'il ne s'agit que d'affaires
» purement contentieuses ou d'intérêt privé ; mais je sais aussi,
» qu'en certains cas, tel qu'est celui qui se présente en ce qui
» me concerne, ses secrétaires particuliers peuvent et doivent
» lui faire succinctement connaître le contenu de certaines sup-
» pliques, en réclamations bien et dûment motivées, surtout lors-
» qu'il s'agit de faits aussi extraordinaires et aussi graves que
» le sont ceux détaillés, *avec preuves*, dans celles que j'ai déjà
» eu occasion de lui adresser *les* 30 *juin et* 22 *août dernier,* les-
» quelles sont restées sans effet.

» Sire, il s'agit d'un *déni de justice*, qu'après un long ajour-
» nement, votre conseil d'Etat, en son comité dit de justice ad-
» ministrative, a prétendu couvrir par une mauvaise fin de
» non-recevoir, évidemment inapplicable au cas dont il s'agis-
» sait, et uniquement basée sur un *faux matériel* qu'il avait
» précédemment commis pour changer la nature d'une déci-
» sion antérieure, *faux* dont il a ensuite inconcevablement
» fait usage, *sachant très bien qu'il était tel,* pour éviter l'examen
» des fins d'un pourvoi régulier qui avait pour objet la rec-
» tification d'une autre erreur moins grave, mais patente,
» commise par cedit comité en 1835.

» J'ai fait tout ce qui pouvait dépendre de moi pour tâcher
» d'éclairer la religion de M. Sauzet, ministre de la justice,
» sur l'inconcevable conduite du comité susdit, et pour l'en-
» gager à agir, dans cette circonstance, selon que la loi,
» l'équité et la simple raison semblaient le lui prescrire ; mais
» il est assez probable que des considérations d'affection per-
» sonnelle l'ont emporté sur ses devoirs, puisque je n'ai jamais
» pu parvenir à obtenir de sa part une réponse quelconque,
» pas même sur mes simples demandes d'audience, dont l'objet
» énoncé était de pouvoir déposer en ses mains les preuves au-
» thentiques et complètes de tous les faits cités dans mes divers
» mémoires. Et pourtant..... je me tairai..... puisque, dit-on,
» il est à la veille de quitter un ministère dont le nom ne con
» corde pas avec ce qui vient d'être dit.

» Comme ancien militaire, dont les services datent de 1788,

» j'ai eu occasion d'apprendre ce qu'exige la subordination,
» et j'ai toujours su remplir exactement mes devoirs, ainsi
» qu'on peut le vérifier par l'examen de mon dossier particulier
» au ministère de la guerre ; mais comme homme, rentré dans
» la carrière civile, j'ai aussi eu occasion de connaître les droits
» que les lois me confèrent, surtout lorsqu'il ne s'agit que de
» réclamer légalement la portion de justice à laquelle tous les
» Français ont indistinctement droit de prétendre.

» Je connais la fable du pot de terre contre le pot de fer,
» qui, en certains cas, pouvait comporter un sens vrai d'aver-
» tissement lorsqu'elle a été faite ; mais aujourd'hui ce sens
» ne peut être applicable à toute chose..... des milliers d'arrêts
» le prouvent, de même que la chute des divers gouvernemens
» despotiques et injustes qui se sont succédé en France et
» ailleurs depuis un demi-siècle.

» Sire, tout le monde sait que Votre Majesté possède au su-
» prême degré toutes les qualités nécessaires à l'exercice de la
» souveraineté constitutionnelle ; que la fermeté de son carac-
» tère marche toujours de pair avec ses bonnes intentions pour
» que son règne soit celui de la loi, de la justice et de la vé-
» rité, et non celui du bon plaisir des courtisans ; mais tout le
» monde sait aussi que, malgré toutes ces belles qualités, elle
» n'est pourtant pas à l'abri d'être trompée, comme l'ont été,
» et comme le seront malheureusement encore, les meilleurs
» rois possibles, ce qui fait qu'en ce cas rien n'est surnaturel ni
» par trop surprenant.

» Quoi qu'il en soit, il n'est pas sans exemple que Votre
» Majesté ne sache, au besoin, employer les moyens convena-
» bles pour réprimer de semblables écarts ou abus de con-
» fiance, de quelque part qu'ils viennent, n'importe les coteries
» auxquelles ils appartiennent.

» C'est dans cette persuasion, Sire, que je viens aujourd'hui,
» avec la plus respectueuse confiance, renouveler à Votre
» Majesté mon humble prière, tendant à ce qu'il lui plaise or-
» donner ce qui lui paraîtra convenable pour que MM. les
» membres du comité dont est mention plus haut veuillent bien
» enfin, ou réparer leurs erreurs, par une rectification encore
» facile à effectuer, ou s'expliquer, d'une manière quelconque,
» sur ce qui a pu les porter à les commettre et à les maintenir. »
(Suit la formule ordinaire.)

Toujours même silence..... malgré qu'il soit d'usage au cabinet du roi de répondre très promptement à toutes les dépê-

ches qui y parviennent, sur quelque matière que ce soit, des circulaires imprimées étant en permanence, pour pouvoir plus facilement accuser les réceptions et indiquer les renvois, si tant il y a qu'on ne veuille pas y ajouter autre chose.

Mais comme ce silence *non accoutumé* ne pouvait remplir l'objet que le réclamant avait eu en vue, il s'adressa de nouveau à M. Fain fils, secrétaire particulier et chef du cabinet du roi, *le 12 septembre suivant*, pour rappeler à son souvenir le contenu des deux suppliques sus rapportées, et pour le prier de daigner lui faire connaître ce que S. M. avait jugé à propos d'ordonner à ce sujet.

Voici copie de la réponse *en date de Neuilly, le 17 septembre, même mois*, que M. Fain eut la bonté d'écrire de sa main et d'adresser au demandeur :

Cabinet du roi.

« Le secrétaire du cabinet ne peut satisfaire au désir de
» M. Laloubie qu'en le prévenant que ses mémoires étant par
» leur objet tout-à-fait étrangers au cabinet du roi, ont été
» transmis, par ordre de Sa Majesté, à M. le garde des sceaux.
» Ce n'est qu'auprès de ce ministre que des nouvelles démar-
» ches pourraient être *utilement* dirigées.
» Le secrétaire du cabinet prie M. Laloubie d'agréer ses sa-
» lutations très empressées. »

Pour se conformer autant qu'il pouvait dépendre de lui à la manière de voir de M. Fain, l'exposant eut l'honneur d'adresser à M. Persil, nouveau garde des sceaux, successeur de M. Sauzet au ministère de la justice, un mémoire expositif et concluant, *en date du 22 septembre, même mois*, dans lequel, après avoir succinctement cité les principaux faits relatifs à l'affaire qui donnait lieu à cette nouvelle démarche, ainsi que les principes de droit sur lesquels il se fondait pour persister à réclamer légalement *justice* en vertu des lois existantes, des intentions du roi et de la saine raison, *il le suppliait de daigner prendre en considération cet exposé, user de ses droits incontestables pour faire demander au secrétariat du contentieux du conseil d'État le dossier relatif à cette affaire, l'exiger au besoin, et le faire examiner dans ses bureaux, pour que, sur le compte qui pourrait lui en être rendu, il pût aviser aux moyens de donner à nos lois le degré de force et d'action qui leur convient,* comme aussi, *par un autre effet de sa bienveillance, lui accorder la faveur d'une audience dans laquelle il puisse avoir l'honneur de mettre sous ses yeux les originaux des pièces les plus essentielles à consulter, et qui se trouvaient citées ou littéralement rapportées dans ses mémoires, lesquelles font foi de tous les faits fidèlement énumérés.*

Si en sa nouvelle qualité de ministre du roi, président de nom, comme prétendu garant ou responsable des actes, projets ou décisions du conseil d'Etat en matière contentieuse ou de justice administrative, M. Persil eût bien voulu faire attention au contenu du mémoire susdit, ou charger l'un de ses secrétaires de lui en rendre compte, il ne lui aurait pas été difficile d'en concevoir l'objet, et, *comme son prédécesseur,* il ne se serait pas borné à le renvoyer *tout simplement* au comité qui déjà avait donné tant de preuves de son mauvais vouloir à réparer ses erreurs, ou *du moins,* s'il avait jugé convenable d'user envers lui de cette déférence, ce n'eût probablement été qu'en lui enjoignant très positivement de bien examiner l'affaire sous tous ses points de vue, de lui en rendre prompt et fidèle compte, et au besoin de lui proposer les moyens à employer pour que *justice* soit enfin rendue à qui de droit.

Mais ce n'est point ainsi que les choses se pratiquent au temps où nous vivons. Les moyens d'obtenir des places ou des emplois plus ou moins lucratifs, honorifiques, et de les conserver quand on craint de les perdre, donnent assez d'occupations, sans encore se donner la peine de s'attacher à celles qui sont inhérentes à ces emplois. Peu importe les erreurs de soi-même ou d'autrui, pourvu qu'on n'oublie pas l'adresse du trésor et des salons où se réunissent les apostats de toutes les religions.

Au fait, ce dernier mémoire étant parvenu à M. Girod (de l'Ain), vice-président du conseil d'Etat, on ne sait trop comment celui-ci, qui avait ordonné l'inhumation de tous les autres, sans faire attention qu'ils pouvaient revenir de leur état de léthargie, voulut bien enfin, pour un instant, paraître s'amender sur sa dernière décision, en chargeant spécialement M. Hochet père, maître des requêtes, secrétaire-général du conseil, de faire réunir, classer et annoter toutes les pièces qui devaient composer le dossier relatif à cette affaire, de les examiner avec attention, et de lui en faire connaître la véritable valeur, *ce qui était passablement bien vu et parfaitement rationnel.*

Ceci ayant exigé environ un mois, et M. Hochet ayant manifesté l'intention de s'entretenir verbalement avec le réclamant sur les moyens de parvenir à aplanir les difficultés existantes, celui-ci eut l'honneur d'avoir avec lui, *le 27 octobre dernier,* une longue entrevue, pendant laquelle tous les faits principaux ayant trait à l'affaire, dont le dossier se trouvait sur le bureau, furent successivement passés en revue, et réciproquement reconnus chacun en leur véritable valeur, ce qui fit qu'en définitive, la franchise et la loyauté connue de M. Hochet le porta à convenir *que depuis le grand nombre d'années qu'il est attaché au conseil d'État, il n'avait jamais vu une affaire aussi mal instruite, discutée, résumée, conclue et jugée, que l'avait été celle dont il s'agissait ; affaire qui, toute peu importante qu'elle était, quant au fond ou à son objet, d'un intérêt infiniment minime, n'est pas moins arrivée à présenter un vilain point de vue, qu'il désirerait pouvoir couvrir à la satisfaction de tous, ce qui, selon lui, n'était pas très facile, parce qu'il y avait eu décision approuvée par le roi, etc., etc.* Sur quoi le réclamant crut devoir lui faire remarquer le principe longuement, exactement développé dans ses mémoires, quant à la faculté que le roi conserve toujours de réformer ou modifier ses ordonnances précédentes, en matière d'administration.

Mais, comme par des raisons qui tiennent beaucoup plus à l'amour-propre des membres du conseil ou comité susdit qu'aux difficultés qu'on disait exister, en *prétendant ensuite que cette affaire ne pouvait point se traiter par écrit* (correspondance), *mais seulement verbalement, ce qui équivaudrait à un ajournement interminable, qui ne saurait se soutenir en présence des faits que l'on vient de citer,* le réclamant croit devoir se résoudre à leur donner de la publicité, pour tâcher, *par cette voie,* de faire enfin plus sûrement parvenir aux pieds du trône la connaissance exacte desdits faits, comme *bien convaincu que si le roi parvient à les connaître, justice sera faite à qui de droit, conformément aux règles établies par les lois, moins dans des intérêts particuliers que dans ceux du maintien de l'ordre social.*

Frédéric II, roi de Prusse, à plus d'un titre surnommé *le Grand,* quoique despote au suprême degré, disait à ses ministres :

« Je vous ai choisis pour m'aider à gouverner et pour vous
» occuper en mon nom, chacun dans ses attributions, à faire
» régulièrement mouvoir tous les ressorts d'une bonne adminis-
» tration, afin que mes sujets puissent exactement jouir de tous
» les avantages qui doivent essentiellement en résulter pour
» eux comme pour moi.

» Vous avez ma confiance, entourez-vous de collaborateurs
» qui méritent la vôtre, pour que personne ne puisse, *avec rai-
» son,* venir se plaindre à moi d'abus de pouvoir, de dénis de
» justice ni de vexations quelconques.

» Si parmi vos subordonnés, il pouvait s'en trouver qui s'ou-
» bliassent au point d'oser mettre leurs intérêts ou leurs pas-
» sions à la place de leurs devoirs, faites-en bonne et prompte
» justice. Je m'en prendrai à vous s'il en était autrement.

» Ne perdez pas de vue que si, avec les meilleures intentions
» et toute la bonne volonté possible, je ne puis tout voir et tout
» approfondir, lorsqu'il ne s'agit que d'affaires particulières ou
» d'intérêt personnel, il peut cependant arriver qu'en certaines
» occasions, je prenne sur moi de sacrifier quelques instans
» pour vérifier la valeur de certaines réclamations qui pourraient
» me parvenir, notamment lorsqu'après avoir exactement ob-
» servé et totalement épuisé tous les degrés de juridiction éta-
» blis, les réclamans persisteraient à soutenir qu'ils ont été mal
» jugés ; mais, en ce cas, qui doit être très rare, attendu qu'il y
» aurait abus, si l'on pouvait impunément me distraire de mes
» occupations ordinaires, consacrées aux affaires de l'État, en
» général, je saurai user de mes droits pour faire punir sévère-
» ment, ou ceux qui, sans motifs valables et suffisans, se seraient
» permis des démarches ou plaintes mal fondées, dès-lors into-
» lérables, ou ceux qui y auraient donné lieu. » (*Règne du grand
Frédéric ; sa cour et ses ministres*. Par THIÉBAULT, pag. 44.)

Voilà comme un roi absolu, *très absolu*, entendait en son
temps l'action de la justice ! Et bien que sa porte restât toujours
ouverte aux réclamations, il n'y s'en présentait jamais, ou bien
très rarement, ce qui est très facile à concevoir, parce que, là, la
justice n'était point un vain mot, Spandaw étant commun aux
grands comme aux petits.

Donc, comme nous l'avons dit autre part, il serait impossible d'admettre que ce puisse être en France, au temps où nous
vivons, sous l'égide d'une Charte qui ne saurait mentir, et sous
un gouvernement tout représentatif, que certains prétendus
hommes d'Etat, plus ou moins habitués à chanter la palinodie
chaque fois que, *par des faits auxquels ils ont concouru*, le gouvernement change de forme ou de nom, puissent à volonté,
selon leur bon plaisir, continuer à méconnaître, torturer ou
éluder le vœu des lois, les intentions du monarque régnant et
les principales règles de la justice distributive.

Cela est d'autant plus inadmissible que, même au temps qui
court, dans un Etat voisin, où l'aristocratie existe sous des
formes constitutionnelles, d'ailleurs bien observées, le monar-
narque régnant s'est exprimé ainsi qu'il suit, *le 4 février dernier*,
à l'occasion de l'ouverture de la session des chambres législatives pour 1836 :

« *La prompte et satisfaisante administration de la justice est*
» *le premier et le plus sacré devoir d'un souverain,* et je vous
» recommande particulièrement d'examiner si de meilleures
» dispositions ne peuvent pas être faites pour ce grand objet,
» dans quelques branches de l'administration judiciaire, *et le*
» *plus particulièrement dans la cour de la chancellerie.*

» GUILLAUME IV, roi d'Angleterre. »

Lorsque la Charte anglaise a donné ou maintenu au roi de
ce pays la faculté de nommer ses ministres et de les révoquer
à volonté, c'était évidemment pour que ceux-ci, *seuls responsa-*
bles de l'exacte exécution des lois, ne puissent impunément y
déroger, non plus qu'aux règles établies pour l'administration
de la justice distributive; et comme il paraît que dans la cour de
chancellerie anglaise (qui, en France, est le comité du contentieux du conseil d'Etat) il s'est glissé des abus, ou que, dans
certaines de ses parties, les bases de ses attributions ont vieilli
et sont devenues imparfaites, le roi a cru devoir *constitution-*
nellement en référer aux chambres, quant aux moyens à employer pour y remédier, les ministres ne pouvant point, dès-
lors, répondre des mauvais effets d'une organisation vicieuse.

Chez nous aussi, il y a beaucoup à dire sur la vieille organisation impériale du conseil d'Etat, et c'est pour cela que, vou-
lant avoir l'air de s'en être aperçu, le gouvernement a fait
présenter à la chambre des députés, *en sa séance du 20 janvier*
dernier, un projet de loi sur la composition, l'organisation et
les attributions dudit conseil, qui, dès-lors, prendrait rang
parmi les autorités réellement constituées *et responsables ;* mais
il est bien à craindre, qu'en raison de cette dernière conséquence (la responsabilité), ce projet en reste là comme tous
ceux qui jusqu'ici ont été présentés sur la prétendue responsabilité des ministres et des agens du pouvoir.

La constitution de 1791 avait sagement ébauché ou posé les
bases de cette responsabilité ; mais par une fatalité difficile à
comprendre, la Charte de 1830 s'est bornée à dire que cette responsabilité serait déterminée par une loi éventuelle, dont on
n'a pas encore jugé à propos de s'occuper sérieusement, quoique pourtant ce soit bien là *la principale loi dont la France a*
besoin, de préférence à tout autre, puisque c'est sur elle qu'*a-*
près la Charte, devraient reposer toutes les garanties dans
l'ordre social ; mais......

Si cette loi eût existé, nous n'aurions certainement pas vu
tout ce dont nous avons été ou témoins ou victimes depuis
assez long-temps, sans savoir comment tout cela finira, et

certes, nous n'aurions pas eu à déplorer les conséquences du mécontentement fondé, mais illégalement manifesté, auquel l'inexécution de cette promesse chartraine peut avoir donné lieu plus que tout autre chose.

Si cette loi eût existé, l'exposant, pour son compte, n'eût assurément pas éprouvé toutes les déviations, déceptions et les dénis de justice qu'il vient enfin d'être obligé d'énumérer ici, *avec preuves*, pour démontrer ses droits à persister dans l'objet de ses démarches antérieures, infructueusement effectuées.

Enfin, si cette loi eût existé, certains ministres et conseillers d'Etat ne se seraient point impunément conduits comme ils l'ont fait dans l'affaire dont il s'agit ici.

Lorsque la loi, la raison, l'usage et l'équité ont voulu qu'*en matière judiciaire et autres*, les jugemens, arrêts, décisions, etc., soient toujours précédés de considérans dans lesquels les lois, ordonnances ou réglemens applicables aux espèces fussent *exactement cités*, elles n'ont sans doute pas entendu que ces citations pussent être *imaginaires*, absolument *controuvées* et en tout *mal fondées*, surtout en certaines matières dans lesquelles il n'existe pas différens degrés de juridiction, mais dans lesquelles la même autorité qui prononce conserve toujours le droit de se rectifier ou de se modifier, quand bon lui semble.

Si, avec beaucoup de raison, l'infaillibilité n'a point été admise en matière judiciaire quelconque, malgré que les juges de toutes classes soient tous des *hommes spéciaux* plus ou moins profondement instruits dans la connaissance des lois, du droit écrit et des vrais principes sur lesquels doivent toujours reposer les bons gouvernemens, et si tous les jours il arrive que, *nonobstant tout cela*, la droiture de leurs intentions et tout le soin qu'ils prennent pour bien examiner, approfondir et apprécier les faits qui se rattachent aux causes qui se trouvent soumises à leur juridiction ou à leur jugement, *ils n'en sont pas moins sujets à se méprendre, à commettre des erreurs involontaires* plus ou moins graves, qui, *fort heureusement*, peuvent et doivent être rectifiées *par voie d'appel*, et qui, en effet, le sont exactement par cette voie, *lorsqu'il y a lieu,* sans que leur caractère, leur honneur, leur amour-propre ni leur réputation puissent en souffrir d'aucune manière, comment serait-il possible d'admettre, *avec raison*, que cette infaillibilité, *qui n'appartient qu'à Dieu*, puisse se rencontrer chez des hommes, autant éclairés et élevés qu'ils puissent être, chez des conseillers privés, *amovibles,* dont la mission se borne à *donner leur avis* et *préparer des décisions* en matière contentieuse ou de justice administrative, sur laquelle souvent certains d'entre eux n'ont pas eu occasion d'acquérir de grandes connaissances, par le seul fait de la nature de leurs occupations dans la carrière qu'ils ont précédemment suivie, décisions qui d'ailleurs n'ont de valeur qu'autant qu'elles sont revêtues de l'approbation du roi et de la signature du ministre, *seul responsable?*

Oh! non sans doute, la qualité de conseiller d'Etat ni même celle de ministre ne saurait conférer l'infaillibilité *en aucun temps ni dans quelque pays que ce puisse être.* Le simple sens commun suffit pour juger de l'absurdité d'une telle prétention, qui ne peut émaner que d'un cerveau malade tout-à-fait dérangé ou d'un orgueil démesuré, susceptible d'inspirer la pitié ou faire lever les épaules aux gens sensés.

« Antisthène conseillait un jour aux Athéniens d'employer » des ânes au lieu des bœufs et des chevaux pour labourer la » terre, et comme on lui remontrait que sa proposition était » ridicule : Ne faites-vous pas la même chose, répondit-il, lors- » que vous choisissez pour généraux ou magistrats des gens » qui n'ont d'autre mérite que d'avoir été nommés par vous?»

Reste donc à savoir (comme nous l'avons déjà dit et ne saurions trop le répéter) si en France, au dix-neuvième siècle, sous la puissance d'une Charte qui établit les droits et prescrit les devoirs de chacun, sous le règne d'un roi tout constitutionnel, qui met au premier rang de ses obligations celle de faire exactement exécuter les lois, administrer la justice et réprimer les abus qui pourraient s'introduire dans l'action de son gouvernement, l'inertie, l'arbitraire ou le mauvais vouloir de certains d'entre ceux qui sont chargés d'agir en conformité de ce qui vient d'être dit, pourra toujours suffire pour tout paralyser, éluder ou détruire. Nous croyons pouvoir dire et soutenir que NON, puisque nous en avons pour garans LA NATION, LA LOI et LE ROI, premier symbole sous lequel les Français ont ardemment travaillé à leur régénération sociale et à l'établissement des plus belles institutions qui ont survécu à toutes les commotions politiques qui ont eu lieu depuis, *par des causes connues*, dont on peut et on doit sagement éviter la reproduction, si l'on ne veut pas tomber dans l'anarchie.

LA LOI! LA LOI! LA LOI! voilà quels doivent être maintenant les trois mots sacramentels qui peuvent être écrits et religieusement conservés sur la bannière sous laquelle les Français doivent sincèrement se réunir pour marcher en commun contre les infracteurs, de *quelque rang qu'ils soient.* Voilà les mots qui renferment tous ceux qui peuvent exister dans notre ordre public, et qui peuvent *seuls* en assurer la durée.

Il est de bonnes gens qui prétendent que lorsqu'on a le malheur de se trouver dans le cas d'avoir recours à la presse pour mettre à jour des faits qui, dans leur espèce ou par leur gravité, sont plus ou moins susceptibles de froisser l'amour-propre de certains personnages dont on peut accidentellement dépendre, quant à l'action de la justice qu'on réclame, et dont ils sont les organes spéciaux et transcendans, on ne peut plus dès-lors continuer à espérer de leur part ni de celle de leurs amis, protecteurs supérieurs, aucune espèce de satisfaction en réparation de leurs précédentes erreurs, quelle qu'en soit l'évidence et tel fondé qu'on puisse être de persister à en réclamer la rectification.

Mais nous, qui ne sommes pas encore tombé aussi bas dans l'opinion que tout Français de cœur, digne de ce nom, doit avoir et toujours conserver de la puissance des lois, ainsi que du pouvoir réel, légal et tutélaire du chef suprême de l'Etat; nous, que nous honorons par-dessus tout de faire partie de cette grande famille qui a le bonheur d'exister sous cette double égide, essentiellement invulnérable; nous, enfin, qui sommes sincèrement attaché aux institutions heureusement existantes, au moyen desquelles notre belle patrie ne peut manquer d'atteindre au plus haut degré de gloire, de bien-être et de prospérité qu'elle puisse raisonnablement désirer, *nous croyons pouvoir dire, soutenir et affirmer* que (quelle que soit la manière de voir, par trop servile, des bonnes gens dont est mention plus haut), jamais l'action de la justice distributive, de cette immuable et exacte justice, à laquelle nous avons tous également droit de prétendre, en vertu de nos lois, ne saurait être intervertie, dénaturée ou éludée, sous quelque prétexte que ce soit, par ceux qui sont spécialement chargés de l'administrer ou la rendre au nom du roi, conformément aux règles établies pour que chacun ait le droit de l'invoquer et la certitude de parvenir à l'obtenir, y étant bien fondé, nonobstant toute erreur ou tout mauvais vouloir contraire qui, en définitive, ne saurait se maintenir, à moins que de supposer QUE LE ROI AIT CESSÉ DE RÉGNER ! Ce qui d'ailleurs ne peut pas être, puisque, dans tous les cas, tant que le grand maître de l'univers daignera conserver à la France la première et principale base de son existence et de sa constitution actuelle, lorsque, dans l'ordre de la nature humaine, elle aura le malheur de perdre par décès le très excellent et très judicieux monarque qui règne en ce moment, il est une ancienne et consolante exclamation nationale qui, grace à Dieu, ne saurait manquer de rencontrer l'écho qui lui convient :

LE ROI EST MORT ! . . . . VIVE LE ROI ! . . . .

Fontenay-sur-Bois, 12 décembre 1836.

LALOUBIE (CAZADE),

Ancien capitaine de cavalerie en retraite.

Rue du Parc, 16.

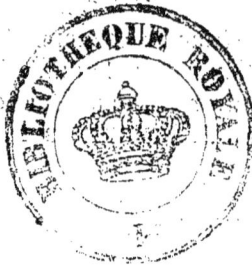

SUPPLÉMENT DEVENU NÉCESSAIRE

POUR QUE CET OPUSCULE

(Qui, au fond, n'est qu'un simple exposé de faits)

PUISSE ÊTRE EXACTEMENT APPRÉCIÉ SOUS SON VÉRITABLE POINT DE VUE PAR LE LECTEUR IMPARTIAL, AMI DE LA PURE VÉRITÉ.

IMPRIMERIE GREGOIRE ET COMP., RUE DU CROISSANT, 16.

SUPPLÉMENT DEVENU NÉCESSAIRE

POUR QUE CET OPUSCULE (QUI, AU FOND, N'EST QU'UN SIMPLE EXPOSÉ DE FAITS) PUISSE ÈTRE APPRÉCIÉ SOUS SON VÉRITABLE POINT DE VUE PAR LE LECTEUR IMPARTIAL, AMI DE LA PURE VÉRITÉ.

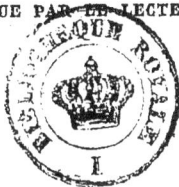

En parcourant cet imprimé, on remarquera sans doute (et peut-être on blâmera du premier abord) certains passages dans lesquels son auteur s'est plus ou moins écarté de la coutume que savent observer, dans leurs propres intérêts, les solliciteurs de profession, toujours enclins à prodiguer l'encens envers tous les hommes titrés ou revêtus d'une autorité quelconque, n'importe leur valeur personnelle et la manière dont ils usent des pouvoirs qui leur sont bien ou mal conférés.

Mais pour peu qu'on veuille bien faire attention qu'il ne s'agit pas ici de la demande d'une grâce, ni même d'une réclamation ordinaire sur des erreurs involontairement commises, mais bien d'une plainte formelle et d'une accusation positive contre les auteurs et fauteurs de prévarications graves, commises à dessein, dans l'intention de nuire, par des hommes placés et largement rétribués pour rendre ou faire rendre justice à qui de droit, conformément aux lois; si, dis-je, on veut bien faire attention que ce n'est qu'après avoir entièrement et infructueusement épuisé envers eux tous les moyens possibles pour tâcher de les ramener tranquillement à leurs devoirs, sur des choses évidemment obligatoires de leur part, que l'auteur de cet écrit s'est enfin décidé à s'exprimer comme il l'a fait, pour être enfin compris; dès lors, on sentira peut-être que ce n'est point sans intention et sans nécessité qu'il s'est déterminé à franchir la barrière niaisement élevée par la plus pitoyable des servilités, puisqu'il est évident qu'elle n'a eu pour objet que de favoriser l'arbitraire, l'orgueil, l'incapacité, etc., de gens qui n'aiment point qu'on puisse trop clairement les signaler pour ce qu'ils sont, ce qu'ils valent et ce dont ils sont réellement capables.

Quoi qu'il en soit, il est bon de faire remarquer ici, comme nouvelle preuve de la franchise et de la loyauté dont nous faisons profession, que malgré les justes motifs de mécontentement que nous avons eu occasion de concevoir et de manifester contre des hommes qui, depuis trop long-temps se sont fait un plaisir d'abuser envers nous de leur omnipotence plus ou moins transcendante, nous n'en avons pas moins consenti à suspendre, pendant trois mois, le développement ou l'effet de la publicité du mémoire ci-joint, nous étant d'abord borné d'en adresser les premiers exemplaires sortis de la presse (le 15 décembre 1835), aux divers personnages qui s'y trouvent nominativement cités, notamment aux membres dirigeant le comité dit de justice administrative, dont nous avons le plus particulièrement à nous plaindre, comme il est expliqué dans ce mémoire ; mais voyant que , malgré cette réserve de pure convenance pour nous même, ces messieurs persistaient à ne point s'amander de bonne grâce sur les faits graves dont est mention, ni consentir à s'en expliquer d'aucune manière, probablement parce qu'ils s'en jugeaient par eux-mêmes bien et dûment convaincus, nous nous décidâmes d'en adresser, le 22 du même mois, d'autres exemplaires à M. Persil, qui, en sa qualité de ministre de la justice, président né et seul responsable des actes du comité susdit, pouvait et sans doute devait prêter quelque attention au contenu de ce mémoire et de la lettre particulière y jointe ; mais ce n'est pas ainsi qu'on entend la justice au temps où nous vivons.

Or, comme en faisant imprimer ce mémoire nous avions eu particulièrement en vue, au cas prévu, de tâcher par ce moyen de faire plus sûrement parvenir à la connaissance du Roi, des faits qui, sous certains rapports, pouvaient être jugés susceptibles d'examen, et qui, reconnus existans, étaient de nature à fixer l'attention de S. M., ne fût-ce qu'en raison de l'abus que l'on fait de sa confiance, nécessaire et forcée, dans les hommes qui sont spécialement chargés de l'administration de la justice distributive, nous crûmes devoir, avec la plus respectueuse confiance, en adresser deux exemplaires aux deux premiers princes français, et au premier aide-de-camp du Roi, avec des lettres particulières y jointes motivant clairement l'objet de cet envoi ; mais, comme à l'ordinaire, toutes ces démarches sont restées sans effet et sans réponse.

Enfin, voici copie d'une nouvelle lettre (sans doute un peu trop longue, mais pourtant nécessaire) que nous nous sommes trouvés dans le cas d'adresser à l'impassible M. Persil, encore ministre de la justice, à la date du 9 février dernier, laquelle peut aussi concourir à former l'opinion du lecteur sur les causes et les conséquences de l'inconcevable silence qu'on persiste à garder de toutes parts, en tout ce qui touche cette petite mais étonnante affaire, qui au fond n'a rien de commun avec aucun système politique d'aucun temps et d'aucun pays, mais bien et seulement à l'immuable principe du droit public qui s'observe chez tous les peuples policés, quel que soit le nom ou la forme de leur gouvernement, *la justice distributive étant d'obligation partout*, comme première attribution et principal devoir des gouvernans envers les gouvernés :

A monsieur PERSIL, garde-des-sceaux, ministre de la justice.

« Monsieur le Ministre,

» Retenu dans mon lit depuis le 51 décembre dernier, par le fait d'une maladie grave, qui m'a momentanément empêché de pouvoir suivre la route que je m'étais tracée pour continuer à réclamer avec méthode et graduellement la portion de justice à laqu'elle nos lois, les intentions du Roi, l'ancien usage et la simple raison nous donnent à tous également droit de prétendre, je saisis avec empressement le premier moment d'amélioration qui se présente et qui me permet de me lever, pour vous renouveler les demandes en réclamation motivées que j'ai déjà, *mais en vain,* eu occasion de vous adresser les 22 septembre et 22 décembre derniers, lesquelles avaient pour objet de solliciter de votre bienveillance comme de votre autorité, en votre double qualité de ministre et de président titulaire du comité dont j'avais à me plaindre, l'évocation de l'examen de ma cause, depuis trop long-temps méconnue, dénaturée et sciemment faussée par cedit comité, ou, pour mieux dire, par le petit nombre de ses membres qui ordinairement dirige ses travaux et trop souvent ses opinions.

» Je sais, monsieur le Ministre, que, selon l'usage routinier, abusif et absurde qui s'est établi sous l'empire, et qui depuis s'est inconcevablement maintenu presque partout comme le plus commode, mesdites demandes et mémoires joints ont été renvoyés en leur temps à monsieur le vice-président du comité susdit ; mais, permettez-moi de vous le faire remarquer, monsieur le ministre, à quoi prétendrait-on que puissent aboutir ces sortes de renvois *à ceux mêmes dont on se plaint expressément,* s'ils ne sont accompagnés d'invitations ou ordres spéciaux, plus ou moins positifs, qui en motivent clairement l'objet, c'est-à-dire, qui prescrivent exactement ce qu'on entend qui soit fait, soit pour rectifier ou réparer les erreurs commises, si effectivement il en existe d'évidentes, matériellement démontrées, soit pour qu'on ait à fournir des explications ou réfutations satisfaisantes, si toutefois ces erreurs n'existent point et que conséquemment les réclamations aient été mal fondées ?

» Il est si vrai que, *surtout dans l'espèce de celle dont il s'agit ici,* de simples transmissions ou renvois ne peuvent rien produire, que d'après les renseignemens qui me sont récemment parvenus sur l'effet du dernier renvoi effectué par votre ordre, monsieur le ministre, le 28 décembre dernier (lequel avait, dit-on, cependant pour objet de provoquer une proposition spéciale, transitoire, tendant à en finir au moyen d'une ordonnance de l'espèce qu'on appelle gracieuse), il résulte que, malgré la conviction avouée, *positivement avouée*, où l'on est au comité *qu'il y a eu erreur, oubli, etc.*, en tout ce qui touche l'affaire dont est encore question, les principaux auteurs ou fauteurs de ces erreurs (qui pourtant ne peuvent rien répondre quant aux faits graves qui leur sont imputés) n'en persistent pas moins à soutenir, *contre la vérité et le simple sens commun*, que lors même que le Roi, les Chambres et tous les principaux pouvoirs de l'Etat s'accorderaient à vouloir leur prescrire la révision de leur dernière décision, ils ne s'en occuperaient point, parce que, disent-ils, elle a été approuvée, et que, conséquemment, il y a eu chose jugée, etc., comme si ces messieurs ne savaient pas qu'en tout état de choses, en matière administrative, réglementaire ou de pure exécution des lois, le Roi, en sa qualité de chef suprême de l'administration de l'Etat, demeure toujours essentiellement le maître de changer ou de modifier ses ordonnances antérieures, bien entendu avec l'avis et le contre-seing de ses ministres, dont la responsabilité ne saurait être compromise, lorsqu'il ne s'agit que de réparer des erreurs manifestes, des dénis de justice, faire observer les lois et obvier à la continuation de trop grossiers abus.

» Qu'en matière judiciaire, proprement dite, les jugemens rendus par les tribunaux ne puissent être changés, abrogés ou modifiés que par des arrêts motivés des cours royales, et ceux-ci par d'autres émanés de la cour suprême, qui prononce en dernier ressort, cela se conçoit et s'approuve d'autant plus facilement que par les différens degrés de juridiction sagement établis et par la conséquence des lumières spéciales qu'ont eu occasion d'acquérir les magistrats inamovibles de ces divers degrés, cela présente une garantie certaine contre toute espèce d'erreurs ; mais qu'en matière contentieuse ou de prétendue justice administrative, où il n'y a qu'un seul degré et où les examinateurs, simples donneurs d'avis et rédacteurs de projets sur lesquels ils n'ont aucune responsabilité à encourir, étant d'ailleurs tous amovibles et de différentes professions antérieures plus ou moins disparates, on veuille soutenir que ce soit là où doit se rencontrer la science infuse, l'infaillibilité et toutes les qualités de perfection divine, dont ne se targuent point les véritables magistrats dont on vient de parler ; oh ! c'est bien là ce qu'il n'est pas possible de concevoir aussi facilement, encore moins d'admettre comme article de foi.

» Si M. Girod (de l'Ain) et ses trois ou quatre faiseurs de la force de M. Germain n'étaient pas aussi sujets à s'éblouir sous les différens rapports de leurs qualités et de leur valeur personnelle, et s'ils ne se croyaient pas autres qu'ils ne sont en réalité sous ceux de leur puissance accidentelle, qu'il leur plaît de placer au-dessus de la Loi, du Roi et de la vérité, il y a déjà long-temps qu'ils auraient dû s'apercevoir que, d'après la tournure que prenait la petite affaire dans laquelle ils se sont obstinés à exercer leur arbitraire, pour dénier la justice, en faussant toutes les règles prescrites pour la rendre, il leur serait évidemment impossible *ou du moins inutile* de persister à se retrancher derrière une auguste signature indignement surprise par abus de confiance, et d'affecter ensuite une inconcevable impassibilité, un mutisme complet sur les imputations graves dont ils sont entachés ; si, dis-je, ces messieurs eussent voulu se donner la peine de réfléchir un instant sur la portée ou les conséquences des faits par trop extraordinaires qui se trouvent exactement cités dans le petit mémoire dont les premiers exemplaires sortis de la presse leur ont été remis le 15 décembre dernier, ils eussent bien facilement, sans doute, senti la nécessité ou de s'occuper enfin des moyens de réparer convenablement leurs erreurs par un acte de véritable justice et de facile exécution, ou fait usage des facultés que leur ouvrent les lois des 17 mai 1819, 25 mars 1822 et 9 septembre 1835, afin de faire légalement et positivement juger si les imputations graves dirigées contre eux dans le susdit mémoire ont ou n'ont pas été fondées : car, en fait, au point où en est cette affaire, il est absolument impossible qu'elle puisse se terminer autrement que par l'emploi de l'un des deux moyens sus-énoncés, à moins que sur votre proposition spéciale, monsieur le ministre, notre bon Roi ne juge à propos d'y mettre un terme par l'un des moyens personnels qui, fort heureusement, restent toujours à sa disposition.

» Dans les suppliques motivées et les mémoires imprimés que j'ai déjà eu occasion de vous adresser, monsieur le ministre, je m'étais attaché à vous démontrer que, sans sortir des règles établies quant à vos relations de convenance avec le comité que dirige M. Girod (de l'Ain) en votre lieu et place, il vous était facile d'y faire demander le dossier relatif à l'affaire dont il est question et de le faire examiner dans vos bureaux, afin que, sur le compte qui pouvait vous en être rendu, vous pussiez, avec connaissance de cause, ou donner les ordres nécessaires en pareil cas pour que les erreurs reconnues existantes fussent promptement et convenablement rectifiées, ou en faire l'objet d'un rapport particulier, spécial, au Roi, qui, dans sa sagesse, n'aurait certainement pas hésité à lever la prétendue difficulté (d'amour-propre mal entendu) qu'on s'est plu à faire indûment surgir pour persister à dénier la justice à l'aide du faux matériel inconséquemment commis et sciemment maintenu, comme il est expliqué autre part.

» Mais, soit que je me sois mal ou trop bien expliqué, soit toute autre raison inutile à approfondir ou à développer ici, toutes mes démarches sont jusqu'à ce jour restées sans effet, et cependant de quoi s'agit-il dans tout cela, monsieur le ministre ? il s'agit tout simplement d'un acte rationel, tout rationel et d'obligation, d'immuable et d'exacte justice, tout aussi sacré que l'est celui qui constitue le respect, l'obéissance et la fidélité que je dois au gouvernement existant.

» En conséquence, monsieur le ministre, je crois être fondé à réclamer votre indulgence sur ma prolixité, l'étendue de mes citations et argumentations devenues nécessaires, comme me trouvant dans le cas d'en appeler encore une fois au pouvoir supérieur dont vous êtes constitutionnellement investi pour faire exécuter les lois et rendre la justice conformément à ce qu'elles prescrivent, afin que, pour mon compte, je puisse enfin entrevoir le terme des infractions, déviations et prévarications, dont j'ai tant à me plaindre, et ne plus me trouver dans la pénible nécessité de renouveler des réclamations bien fondées, mais déjà infiniment trop multipliées dans une affaire de l'espèce de celle dont il s'agit ici.

» Je suis, avec un très profond respect, monsieur le ministre, votre très humble et très obéissant serviteur.

» Signé LALOUBIE (Cazade),
» Ancien capitaine en retraite.

» Fontenay-sur-Bois, le 9 février 1837,

» Rue du Parc, 16. (Banlieue, Seine.) »

En faisant attention à ce qui a donné lieu aux citations et argumentations que cette lettre comporte, on sentira sans doute ce que l'auteur avait en vue en s'exprimant comme il l'a fait : car, enfin, il s'en va temps qu'il sache si effectivement M. Girod (de l'Ain) est plus puissant que la Loi et le Roi ou s'il doit leur rester essentiellement subordonné dans l'exercice du haut emploi qui lui a été éventuellement conféré, sans responsabilité, il est vrai, mais à certaines conditions, desquelles il ne peut ou ne doit pouvoir arbitrairement s'écarter sans s'exposer à encourir une réprobation quelconque et même une révocation, qui, en ce cas, serait d'un bon effet sur l'esprit des agens du pouvoir plus ou moins enclins à oublier leurs obligations, quelquefois même, comme en l'affaire dont il s'agit ici, à se permettre d'aller jusqu'à la prévarication.

Or, de deux choses l'une (comme on l'a déjà dit plusieurs fois autre part et comme on ne saurait trop le répéter lorsqu'on est bien certain d'avoir raison, ayant en mains les preuves matérielles, authentiques, de la véracité de tout ce qu'on allègue): ou les divers faits cités dans le mémoire ci-joint et dans la lettre qu'on vient de rapporter sont vrais, ou ils sont faux ... Dans la première hypothèse, on reconnaîtra, sans doute, que M. l'ex-ministre Sauzet et M. Persil, ministre actuel de la justice, pouvaient et devaient prêter quelque attention au contenu des suppliques en réclamation, dûment motivées, qui leur ont été successivement adressées en leur double ou triple qualité de ministres, présidens nés et seuls responsables des actes du comité dont on se plaint, depuis le 16 mai 1836, et ne pas se borner à lui renvoyer *tout simplement* ces suppliques ou plaintes très expressivement accusatrices d'un déni de justice et d'un faux matériel. Dans la seconde, c'est-à-dire si, d'après examen, les faits ne restaient point avérés, ou si, sous un rapport quelconque, il pouvait être permis de les considérer comme douteux, faute par le citateur de pouvoir en produire les preuves matérielles et authentiques, comme le veut la loi, on reconnaîtra encore que le pouvoir de ces messieurs pouvait et devait s'étendre jusqu'à faire expliquer devant eux ou devant l'autorité compétente pour en connaître et en juger au fond, le délit de calomnie et de diffamation qui, dès-lors, résulterait d'attaques aussi directes et aussi positives contre l'intégrité ou l'aptitude de certains personnages nominativement cités, lesquels, pour mériter le respect attaché aux emplois qu'ils occupent, doivent essentiellement et incontestablement jouir des qualités nécessaires pour mériter une haute et une juste considération.

C'est ainsi, sans doute, que devrait toujours s'entendre et se comprendre l'action des lois et du pouvoir exécutif dans un pays où, après tant de révolutions ou de commotions politiques qui avaient pour objet de remédier aux abus, la justice ne devrait point être éludée, déniée et devenir ainsi un mot vide de sens; mais, comme nous l'avons déjà dit autre part, ce n'est pas ainsi que cela se pratique au ministère qui en porte le nom, non plus qu'au fameux comité qui la dirige ou la prépare administrativement.

Une dernière preuve de la vérité de ce que nous disons résulte de la façon d'agir de l'un comme de l'autre au sujet de la lettre du 9 février dernier, sus-rapportée.

Cette lettre, qui, dans l'une ou l'autre hypothèse dont nous venons de parler, devait naturellement produire un résultat quelconque, n'en a pourtant produit aucun, *ayant tout simplement été renvoyée, comme toutes les précédentes, à ceux dont on ne cesse de se plaindre avec cause et raison, depuis long-temps,* toujours en expliquant de plus en plus clairement et positivement l'existence et la gravité des divers faits extraordinaires mais heureusement rares dont les auteurs semblent se plaire à rester entachés, comme ayant l'air de dire : Peu nous importe ce qu'on peut arguer et prouver contre nous, pourvu que

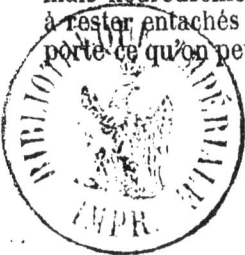

nous puissions toujours impunément continuer à user d'arbitraire et de duplicité, déroger à volonté, selon notre bon plaisir,
à ce que nous prescrivent les lois et la confiance du Roi, et surtout , pourvu qu'on ne nous empêche point d'étaler nos graces,
nos titres, nos broderies et nos décorations dans les brillans
salons où se réunissent les gens de notre espèce , au moyen des
avantages que nous donnent nos places et des inépuisables res-
sources que nous offre ce beau trésor public.

Mais comme, pour notre compte, cela ne peut suffire pour
que nous soyions satisfait sur l'objet de nos démarches, *toujours
fondées sur la loi, le droit écrit et la saine raison* ; que, d'un autre côté, l'amour de notre patrie , le sincère attachement que
nous portons aux institutions que nous avons aidé à y établir ,
de même qu'aux principes de liberté sagement entendue ,
d'égalité devant la loi et de véritable ordre public, qui doivent
tout naturellement y prévaloir, et enfin le dévouement sans
bornes que nous portons au maintien des règles établies en ce
qui touche l'administration d'une exacte justice, premier besoin
de tous , sont autant de motifs qui nous obligent de résister à
l'arbitraire, ainsi qu'à l'oppression, nous estimons , avec raison
sans doute, qu'en continuant à suivre la ligne droite et franche
que nous nous sommes légalement tracée, nous parviendrons
peut-être à arriver *d'une ou d'autre manière* à des explications, soit particulières , soit publiques, sur l'objet de nos justes
et constantes réclamations, qui, dans leur espèce, sont susceptibles d'intéresser d'autres que nous.

Nous savons très bien qu'en certaines occasions plus ou
moins analogues à celle qui se présente, les parties qui se trouvent lésées par des décisions ministérielles et successivement
par d'autres émanées du comité dit de justice administrative,
sont assez dans l'usage de s'adresser aux Chambres pour tâcher
d'obtenir un examen particulier et ensuite, s'il y a lieu, leur
recommandation sur l'objet de leurs réclamations; mais nous
qui ne voulons pas concourir à compromettre ainsi, sans y faire attention, la dignité, l'action et le véritable pouvoir de ces
deux premiers corps de l'état, nous nous garderons bien de
suivre cet exemple, qui, trop souvent, n'aboutit qu'à produire
un surcroît de scandale, sans qu'en définitive, les ministres se
croient tenus d'avoir égard aux renvois qui leur sont faits par
cette voie, ni même d'y répondre d'aucune manière, ce qui fait
qu'en réalité, au temps qui court, ces sortes de démarches sont
insignifiantes, plus nuisibles qu'utiles, puisque les discussions
et les renvois auxquels elles peuvent donner lieu n'obligent

messieurs les ministres à rien, lorsque leur volonté *ou celle de leurs bureaux* n'est pas de faire droit.

En conséquence, bien convaincu que nous sommes que ce serait en vain que nous entretiendrions les Chambres d'une misérable affaire sur laquelle d'ailleurs leur puissance échouerait, *comme il en a déjà été de celle de la Loi*, nous préférons nous borner à leur soumettre humblement notre manière de voir sur les moyens qui, peut-être, pourraient être jugés admissibles et bons à employer, afin d'arriver, sans beaucoup de difficultés, à une proposition de loi dont l'utilité est, depuis long-temps, généralement reconnue, pour obvier aux effets de l'arbitraire ministériel, en ce qui touche les renvois des pétitions reconnues bien fondées.

Voici une copie littérale de celle que nous venons d'avoir l'honneur d'adresser aux deux Chambres à la date du   mars courant:

A messieurs les Membres composant la chambre des.,.... (Pairs ou Députés).

« Messieurs les   (1)

» Parmi les abus qui signalent l'imperfection de notre charte, ou de notre système social, nous avons trop souvent occasion de remarquer celui que les ministres de la restauration ont introduit, et que leurs successeurs ont maintenu, en ce qui a rapport aux pétitions qui leur sont renvoyées par les Chambres législatives, et sur lesquelles ils affectent presque toujours de manifester un dédain plus ou moins déplacé.

» C'est pour tâcher d'obvier, s'il est possible, à la naturalisation définitive de cet abus que je vous prie de permettre, messieurs les . . . . . . que je prenne la liberté de vous soumettre ma manière de voir sur le moyen légal qui pourrait-être employé par vous, pour mettre un terme à cet arbitraire ministériel qui forme un contraste évident avec le principe de nos institutions.

» Sans doute, il ne faut pas s'attendre que jamais les ministres, du moins ceux actuels, consentent à vous présenter un projet de loi dans le sens de celui qui devient nécessaire pour

(1) Ajouter le mot Pairs ou celui de Députés, qui ont été employés dans les pétitions envoyées.

remédier à l'abus signalé. Mais si, dans votre sagesse, messieurs les. . . . ., un ou plusieurs d'entre vous voulaient se charger de prendre l'initiative d'une proposition y relative, et qu'ensuite cette proposition soit par vous discutée et adoptée dans les formes d'usage, il faudrait bien, dès-lors, qu'on vînt à savoir si la chambre des..... serait à son tour appelée à délibérer sur la proposition ou si un veto indéfini pourrait constamment prévaloir sur la volonté légalement exprimée des représentans de la nation.

» Voici, par aperçu, qu'elles pourraient être les bases des principales dispositions que devrait comporter en raccourci la proposition dont il s'agit :

» Lorsque l'une des Chambres législatives aura jugé convenable de prendre en considération le contenu d'une pétition qui, d'après examen, aura été reconnue bien fondée, et de la renvoyer à un ou à plusieurs ministres, avec sa recommandation, ceux-ci seront tenus de rendre compte, dans un délai de trois mois au plus tard, de ce qu'ils auront fait pour exécuter ou remplir l'objet de ce renvoi ; ou, dans le cas contraire (s'ils avaient rencontré des obstacles), faire connaître par un rapport motivé, imprimé (1) et dûment distribué à chacun des membres de la chambre qui auraient ordonné le renvoi, les causes et les motifs qui auraient empêché sa prise en considération.

» Si ces causes ou motifs ne paraissaient pas être assez bien établis, ou exactement démontrés existans, la chambre qui aurait donné lieu au rapport, *dès-lors présumé imparfait,* conserverait le droit d'examen, et la faculté d'y répondre en persistant dans l'objet de son renvoi antérieur ; mais en ce cas, elle serait tenue de communiquer sa décision à l'autre chambre qui, l'approuvant, s'il y avait lieu de le faire, la renverrait directement au président du conseil des ministres.

» Lorsque, par le fait de la clôture de la session des Chambres, ou de la dissolution de celle des députés, avant l'expiration des trois mois dont est mention plus haut, les ministres n'auraient point satisfait aux obligations prescrites ; ils demeureraient tenus de le faire à la première séance régulière de la session suivante, et avant l'ouverture de la discussion relative à la réponse à faire au discours du trône, afin que, si l'un ou

---

(1) Cela est nécessaire, en ce cas seulement, pour suppléer à l'absence instantanée des membres qui ordinairement, ne sont pas très nombreux lorsqu'on fait les rapports sur les pétitions, à moins qu'il y en ait qui soient connues d'avance comme très importantes ou d'un intérêt général.

plusieurs des seconds renvois dont il vient d'être mention, n'avaient produit aucun effet satisfaisant, les Chambres pussent, chacune dans ses attributions particulières, examiner et décider s'il y aurait matière d'en faire l'objet d'un alinéa dans ladite réponse. »

» Voilà, messieurs les....,.... ce que pourrait, selon moi, plus brièvement comporter, par articles concis, la proposition dont il s'agit, sauf le développement verbal dont elle est susceptible pour en faire bien sentir l'importance et l'opportunité ; voilà ce que probablement personne ne saurait franchement, loyalement contester ; voilà enfin ce qui peut provisoirement remplacer ou faire patiemment attendre la loi depuis long-temps promise sur l'ensemble des dispositions relatives à la responsabilité réelle des ministres et des agens du pouvoir, loi sans laquelle toutes les autres, y compris notre charte, pourront toujours impunément être audacieusement méconnues, dénaturées ou éludées, sans qu'il soit possible d'en garantir l'exécution.

» Si vous daignez, messieurs les....., peser dans votre sagesse ce que je viens d'avoir l'honneur de soumettre à vos lumières, à votre patriotisme et à votre constitutionnelle autorité, avec toute confiance, je me complais à croire que ce ne sera pas en vain que je me serai déterminé à effectuer une démarche que j'ai crue nécessaire et même indispensable, au temps qui court, dans l'intérêt général, puisqu'elle a pour objet spécial de perfectionner ou régulariser l'action de la plus importante de nos institutions, celle qui a pour objet l'administration d'une exacte justice.

» Je suis avec le plus profond respect, messieurs les.....

» Votre très humble, très obéissant et bien dévoué serviteur.

» Signé · LALOUBIE (CAZADE).

» Ancien capitaine de cavalerie en retraite.

» A Fontenay-sur-Bois, près Vincennes, (Dépt. de la Seine.)
» Rue du Parc, 16. (Banlieue.) Le   mars 1837. »

Si la proposition qui fait l'objet de cette pétition était admise, et qu'il en résultât une loi conçue dans le sens indiqué, MM. les ministres se trouveraient ainsi naturellement obligés d'observer et faire strictement exécuter toutes les autres ; mais

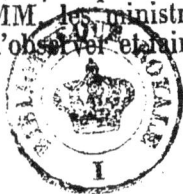

jusque-là , la prétendue responsabilité ministérielle ne sera jamais que plus ou moins illusoire, qu'un mot vide de sens, mis en avant comme pour se jouer de la confiance ou de la crédulité des bonnes gens; jusque-là, dis-je, la nation française, improprement réputée souveraine chez elle, n'en devra pas moins se résigner à supporter tous les effets dégradans du plus dégoûtant arbitraire, celui qui, de nos jours, peut s'exercer impunément par une nouvelle aristocratie qui s'est inconcevablement établie parmi nous, en contre-sens des principes admis ou rétablis par notre charte de 1830, aristocratie qui se compose d'anciens sans-culotes maintenant bien culotés ; de brocanteurs, fournisseurs et spéculateurs en tout genre, que l'aveugle fortune s'est plue à favoriser , lesquels, avec les anciens et nouveaux ducs, marquis, comtes et barons (toujours boursouflés de leurs titres, quoique insignifians pour le moment), forment une association compacte tendant à s'acclimater en France, au préjudice des 19[20e de ses habitans, puisque, selon les apparences, si l'on en croit ce qui se dit presque partout, ce qu'on voit trop souvent et ce qu'on cherche à éviter , il ne s'agirait de rien moins que de rétrograder jusqu'à ce qu'on puisse voir renaître le bon vieux temps de Hugues Capet, Charles VI, Louis XI, Charles IX, etc.

Quel dommage, grands dieux ! que le bon temps des lettres de cachet ne puisse revenir tout aussitôt que pourraient le désirer les superbes suppôts du grand obscurantisme et des lois d'exception conçues par la doctrine moderne, pour faire taire ce reste d'anciens patriotes et tous ces vrais libéraux qui osent se permettre des observations sur les contrastes que présentent les belles dispositions si hautement manifestées en 1789, 90, 91, et 1830, et celles qui se laissent apercevoir de la part de certains parjures ou renégats plus ou moins déhontés, surtout depuis quelques années ; quel dommage que ces maudits jurés, pris au hasard parmi les plus notables citoyens qui en composent les listes, ne soient pas plus traitables envers les gouvernans, lorsqu'il s'agit de prononcer, selon leurs vues, sans égard aux cris d'une conscience pure et non servile ! Quel dommage, enfin, que les tortures, les bâillonnages à la Lally, ou tout simplement les oubliettes à la Richelieu, ne puissent être plus commodément rétablies ou tolérées contre ces publicistes indépendans, non camarades ni ministériels, qui osent s'attacher à démontrer ce que sont en réalité ces beaux caméléons qui se pavanent sous leur fausse couleur, à l'abri d'une force précaire au temps qui court !

Si M. de Barante qui, dit-on, va bientôt revenir, voulait pour un instant se souvenir de ce qu'il a écrit dans son ouvrage historique sur les ducs de Bourgogne, au sujet des principales causes du sac des trois jours effectué à Paris sous le règne de Charles VI, et sous les yeux du seigneur de Lisle-Adam, il pourrait peut-être avoir occasion de donner quelques bons conseils, des conseils salutaires, à ces nouveaux Armagnacs, qui s'oublient au point de se laisser entraîner à imiter les anciens en beaucoup de choses inutiles à reproduire ici, sauf pourtant qu'il faut bien dire à leur décharge, qu'ils n'ont pas encore été jusqu'à oser répéter ouvertement ce que ceux-là disaient aux vilains de Paris qui allaient humblement leur demander leur dû, ou réclamer justice : « Est-ce qu'il ne te reste pas un sou, pour acheter un bout de ficelle et pour te pendre ? »

Ce fut à la suite de cela et de plusieurs autres gentillesses plus ou moins remarquables, que 1,500 gentilshommes, dont un connétable et un grand-chancelier, furent cruellement massacrés, comme la dit M. de Barante, qui a bien voulu ajouter, à titre d'opinion personnelle : que « lorsque ceux qui sont char-
» gés de gouverner les autres et surtout de leur rendre ou faire
» rendre la justice qui leur est légitimement due, négligent de
» le faire, *c'est ainsi que Dieu manifeste la sienne !* »

Reste donc à savoir, si cette grande catastrophe, qui date de loin, mais qui malheureusement fut trop promptement oubliée, et qui conséquemment s'est bien douloureusement reproduite à différentes époques plus ou moins désastreuses, telles que l'ont été celles de 1793 et 94, pourra enfin servir de leçon salutaire à ceux qui seraient encore tentés de marcher sur les traces d'une ancienne aristocratie décidément devenue incompatible avec les mœurs, les lumières et les besoins du siècle.

Tous les bons citoyens, sincèrement attachés aux institutions existantes doivent former des vœux pour que cela puisse être, nonobstant l'opinion de ceux qui disent, avec ou sans raison, que cela fume encore.

LALOUBIE (CAZADE).

Fontenay-sur-Bois, le 22 mars, 1837.

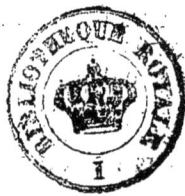

www.ingramcontent.com/pod-product-compliance
Lightning Source LLC
Chambersburg PA
CBHW070905210326
41521CB00010B/2069